Dr. med. Martin Weiß

Starke Füße

Das Programm für kraftvolle, bewegliche und schmerzfreie Füße

Lüchow

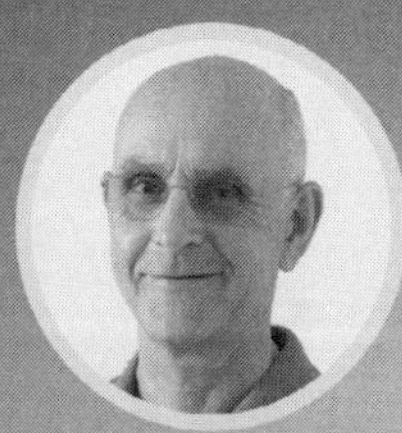

DR. MED. MARTIN WEIß

STARKE FÜßE

Das Programm für kraftvolle, bewegliche und schmerzfreie Füße

Mit einem Beitrag zur Fußdruckanalyse von Dr. med. Jan Rieken

Lüchow

Dr. med. Martin Weiß

Starke Füße

Das Programm für kraftvolle, bewegliche und schmerzfreie Füße

www.kamphausen.media

ISBN Printausgabe: 978-3-95883-571-9
ISBN E-Book: 978-3-95883-572-6

2. Auflage 2024

Lektorat: Gisela Bongart, Aachen
Umschlaggestaltung: 99 designs | DezignManiac
Covermotiv: © Adobe Stock | SciePro
Autorenfoto: © Friederike Brandenburg
Gestaltung Innenteil: Kerstin Fiebig, Bielefeld
Druck & Verarbeitung: PB Tisk, a.s. Tschechische Republik

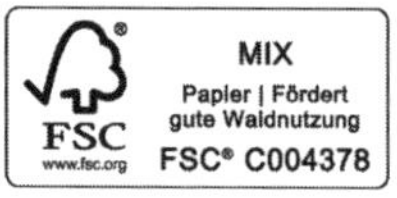

Printed in the European Union.

Bibliografische Information der Deutschen Nationalbibliothek
Die Deutsche Nationalbibliothek verzeichnet diese Publikation in der Deutschen Nationalbibliografie; detaillierte bibliografische Daten sind im Internet über https://dnb.de abrufbar.

INHALT

Teil III: Zurück zur Gesundheit

Widmung

Dieses Buch ist René Somers gewidmet,
dem holländischen Fußtherapeuten, der meinen Kollegen
Dr. Hans-Jörg Hauser und mich gelehrt hat, den menschlichen
Gang sowie Form und Funktion der Füße besser zu verstehen
und den Weg vom Befund zur erfolgreichen Therapie
immer öfter zu finden.

Anmerkungen des Autors

Es ist guter Brauch bei Autoren, ihre Leserinnen und Leser auf Interessenkonflikte hinzuweisen. Das will ich tun – nur geht es dabei nicht um einen Konflikt: Seit vielen Jahren empfehle ich meinen Patienten »Minimalschuhe« mit dünnen, flexiblen Sohlen ohne Absatz. Wenn diese Schuhe häufig getragen werden, werden die Füße kräftig und geschmeidig. Fußschmerzen vergehen so oft ohne weiteres Zutun. Durch eine Verkettung von Zufällen habe ich zusammen mit meiner Frau Dr. Juliane Weiß – sie ist ebenfalls Ärztin – in Rosenheim einen Laden für Barfußschuhe gegründet. Wir tragen selbst seit über 10 Jahren fast nur noch Barfußschuhe, und ich gestehe, dass ich Sie »verführen« will, es uns gleichzutun.

Auch Kieser Training wird in diesem Buch erwähnt, und auch das ist kein Zufall: Seit über 25 Jahren betreiben wir in Rosenheim ein Kieser Training Studio. In erster Linie dient es der Prävention von Rücken- und Gelenkleiden. Aber auch für die Füße hat Kieser Training viel zu bieten: Mit vier Übungen (B3, B4, J1 und B8) deckt es alle Bewegungsrichtungen ab, also Beugen und Strecken sowie Pronation und Supination, und hilft auch unseren Füßen auf dem Weg zurück zur Gesundheit. Für Kieser Training und unseren Laden gilt: Überzeugung treibt uns an. Ohne Konflikte.

Konflikte habe ich allerdings mit der verständlichen Forderung nach einer geschlechtsneutralen Sprache. Ich möchte durch meine Sprache Diskriminierung vermeiden – finde aber bislang keinen Weg, ohne zugleich die Sprache zu ruinieren. Deshalb bleibe ich vorerst bei dem generischen Maskulinum und bitte alle, die sich dadurch verletzt fühlen, um Entschuldigung.

Vorwort

von Dr. sc. ETH David Aguayo

Der menschliche Fuß hat sich unter denen der Primaten einzigartig entwickelt. Er ist ein komplexes Gelenksystem mit mehreren Freiheitsgraden, die bei körperlichen Aktivitäten wie Gehen oder Springen, aber auch bei der Aufrechterhaltung des Gleichgewichts eine wichtige Rolle spielen. Die Nachgiebigkeit des Fußes ist bemerkenswert, und seine federähnlichen Eigenschaften – im medialen Längsgewölbe – ermöglichen es, bei jedem Schritt mechanische Energie zu speichern und zurückzugeben.[1]

Wie frühere Untersuchungen gezeigt haben, wird dieser Federmechanismus von den elastischen Komponenten der Plantarfaszie[2] bereitgestellt. Dies kann 8–17 Prozent der für einen Schritt erforderlichen mechanischen Energie ausmachen[3] und erhöht die Steifigkeit. Jüngste Studien haben jedoch ergeben, dass diese Feder nicht einfach passiv sein kann, sondern eine wesentliche Unterstützung durch die Muskelarbeit erfährt.

Die Bedeutung der Fußmuskeln bei der Unterstützung der mechanischen Leistung des menschlichen Fußes ist höchst faszinierend. Aus epidemiologischer Sicht haben mehrere Autoren die Folgen einer Funktionsstörung oder Schwäche dieser Muskeln bereits in der Vergangenheit angesprochen und darauf hingewiesen, dass eine ineffiziente, aktive Unterstützung des medialen Längsgewölbes zu Verletzungen wie Plantarfasziitis oder dem medialen tibialen Stresssyndrom durch eine verminderte Fähigkeit zur Kon-

1 Ker et al., 1987.

2 Die Plantarfaszie (Aponeurosis plantaris) ist eine Sehnenplatte (Aponeurosis) an der Fußsohle, die am Fersenbein (Calcaneus) ihren Ursprung hat.

3 Ker et al., 1987; Stearne et al., 2016; Kelly, L. A., Girard, O., Racinais, S.: „Impact of Orthoses on Changes in Neuromuscular Control and Aerobic Cost of a 1-H Run", in: Med Sci Sports Exerc. 2011.

trolle der Fußpronation beitragen kann.[4] Die funktionale Integrität des Fußes hängt somit von den Fußmuskeln ab.

Dieses aktive Teilsystem besteht aus den Muskeln und Sehnen, die am Fuß ansetzen. Die lokalen Stabilisatoren des Fußes sind die intrinsischen Muskeln, die am Fuß ihren Ansatz und ihren Ursprung haben, während die globalen Beweger die extrinsischen Muskeln sind, die im Unterschenkel entspringen, den Knöchel kreuzen und am Fuß ansetzen. Das passive Teilsystem besteht aus den Knochen, Bändern und Gelenkkapseln, die das Fußgewölbe kontrollieren. Das dritte Teilsystem des Fußes ist das neurale Teilsystem, das aus den sensorischen Rezeptoren in der Plantarfaszie, den Gelenkkapseln, den Bändern, Muskeln und Sehnen besteht, die an den aktiven und passiven Teilsystemen beteiligt sind. Erst die Wechselwirkung zwischen diesen drei Subsystemen erlaubt eine zielgerichtete Bewegung.

Krafttraining wird insbesondere zur Prävention von Verletzungen eingesetzt, meist mit dem Ziel, die Gelenkstabilität zu verbessern. Die Erhöhung der mechanischen Gelenksteifigkeit hängt unter anderem davon ab, inwieweit das Volumen der stabilisierenden Muskulatur vergrößert werden kann.[5] Ein wesentliches Ziel des präventiven Krafttrainings ist daher die Muskelhypertrophie, das heißt der Muskelaufbau.

---

4 Headlee, D. L., Leonard, J. L., Hart, J. M., Ingersoll, C. D., Hertel, J.: „Fatigue of the plantar intrinsic foot muscles increases navicular drop“, in: J Electromyogr Kinesiol. 2008;18(3):420–425; Wearing, S. C., Smeathers, J. E., Urry, S. R., Hennig, E. M., Hills, A. P.: „The pathomechanics of plantar fasciitis“, in: Sports Med. 2006;36(7): 585–611; Moen, M.H., Bongers, T., Bakker, E. W., Zimmermann, W. O., Weir, A., Tol, J. L., et al.: „Risk factors and prognostic indicators for medial tibial stress syndrome“, in: Scand J Med Sci Sports. 2012;22(1):34–39.

5 Shultz, S. J., Pye, M. L., Montgomery, M. M., Schmitz, R. J.: „Associations between lower extremity muscle mass and multiplanar knee laxity and stiffness: a potential explanation for sex differences in frontal and transverse plane knee laxity“, in: Am J Sports Med 2012; 40(12): 2836–2844.

Da die Fußmuskeln in der Regel bei der Beurteilung und Behandlung von körperlichen Funktionsstörungen, aber auch bei der Beurteilung der körperlichen Leistungsfähigkeit vernachlässigt werden, wird eine Schlüsselkomponente der Fußkernstabilität nicht berücksichtigt. Um das Muskelwachstum zu erzeugen und so die Kraft zu erhöhen, die für eine stärkere Unterstützung des Fußkomplexes unerlässlich ist, müssen die Zielmuskeln oberhalb einer individuellen Reizschwelle belastet werden. Daher freut es mich insbesondere, dass der Autor sich diesem Thema sowohl theoretisch als auch praktisch widmet und auf Methoden und Techniken eingehen wird, die Kliniker und Praktiker dazu befähigen, die Kräftigung der Fußmuskeln zu verstehen und entsprechende Methoden anzuwenden.

Einleitung

Es liegt vor allem an Ihnen, ob ihre Füße gesund und leistungsfähig sind: Ihr persönlicher Lebensstil entscheidet auch über das Wohlbefinden Ihrer Füße. Zu viele Menschen aller Altersgruppen leiden an Fußschmerzen, was zu einer eingeschränkten Belastbarkeit führt. In diesem Buch erfahren Sie, wie Sie und Ihre Kinder die Füße gesund halten können.

Es liegt nicht nur an Ihnen: Wenn ihre Füße schon wehtun, nützt Ihnen der Ruf nach wirksamer Vorbeugung nichts. Dann brauchen Sie Ärzte und Therapeuten, die zur rechten Zeit das Nötige tun und Überflüssiges oder Schädliches unterlassen. Hier gibt es keine absoluten Wahrheiten. Jeder Arzt, jeder Therapeut schaut durch seine Brille, ist geformt durch seine »medizinische Schule« und geprägt durch persönliche Erfahrungen. Ich werde Sie durch meine Brille schauen lassen, wenn es darum geht, die Ursachen von Fußbeschwerden zu erkennen und die richtigen Schlüsse zu ziehen für Vorbeugung und Behandlung dieser quälenden und oft unnötigen Leiden.

Dieses Buch handelt nicht nur von den Füßen. Gelenke und Muskeln sind keine Solisten. Gelenke funktionieren in Gelenkketten, so wie Muskeln mit ihren Faszien in Muskel-Faszien-Schlingen arbeiten. Der Zustand Ihrer Füße hat Einfluss auf Ihren Gang und Ihre Haltung und damit auch auf die Beanspruchung der Hüft- und Kniegelenke und der Wirbelsäule, deshalb gilt es bei einem Buch über gesunde Füße, den Blick über den »Tellerrand« hinaus zu weiten.

Und es geht um die Freiheit Ihrer Füße: Viel zu lange und viel zu oft sperren Sie Ihre Füße in zu enge Schuhe, die Ihren Zehen keinen Platz lassen. Mit steifen »Lauflernschuhen« beginnt die Freiheitsberaubung. Und weil Kinderfüße zügig wachsen, trägt etwa ein Drittel der Kinder zu kleine Schuhe. In dieser drückenden Enge haben Kinderfüße keine Chance, eine kräftige Muskulatur und damit eine funktionell günstige Fußform mit Längs- und Quergewölbe auszubilden. Ebenso schädlich sind steife Schuhsohlen: Sie schränken die Bewegung in den 33 Fußgelenken ein und rauben den Fußsohlen den Kontakt zum Boden, und damit fehlen wichtige Informationen für die sichere und effiziente Fortbewegung.

Lebensqualität, Selbstständigkeit im Alter und Lebenserwartung: Diese großen Fragen spielen in der Jugend bis hinein ins Erwachsenenalter kaum eine Rolle. In späteren Lebensphasen werden sie relevanter. Zu den wichtigsten Anliegen älterer Menschen gehört es, ihre Selbstständigkeit bis ins hohe Alter zu erhalten und auch die letzte Lebensphase bei guter Gesundheit zu verbringen. Wir wissen heute nicht nur, dass regelmäßige Alltagsbewegung, ergänzt durch Krafttraining und Sport, den Gesundheitszustand der Menschen verbessert. Wir wissen heute auch, warum das so ist: Bewegungsmangel ist nach heutigem Wissensstand genauso gefährlich wie Rauchen, Bluthochdruck oder die Zuckerkrankheit. Mehr als 8 Stunden sitzen ohne sportlichen Ausgleich erhöht das Risiko für bedrohliche Herz-Kreislauf-Vorfälle um etwa 80 Prozent. Um dieses Risiko auszugleichen, bedarf es nach einer wissenschaftlichen Studie[6] 5 Stunden körperlicher Bewegung pro Woche.

Was hat das mit Ihren Füßen zu tun? Selbst bei guter Motivation fällt die Entscheidung, statt Aufzug die Treppe zu nutzen, zu Fuß zum Bäcker zu gehen oder eine längere Wanderung zu unternehmen, schwer, wenn die Füße schmerzen. So banal kann das entscheidende Hindernis sein, das mit Abstand beste »Medikament« für eine gute Gesundheit bis ins Alter zu nutzen.

Ihnen, liebe Leserinnen und Leser, wünsche ich kräftige Füße und geschmeidige Fußgelenke von der Jugend bis ins Alter. Führen Sie Ihre persönliche Gesundheitsreform durch!

6 Stamatakis, E., et al.: „Sitting Time, Physical Activity and Risk of Mortality in Adults", Journal of the American College of Cardiology, 2019,73:2062–2072.

Teil I:
Form und Funktion verstehen

1. Gesunde Füße: Form und Funktion

Fachbegriffe verstehen

Um das Zusammenwirken von »Form« und »Funktion« verstehen zu können, brauchen wir Klarheit über wichtige Begriffe. Medizinische Fachausdrücke werden im Text allenfalls neben den deutschen Bezeichnungen verwendet. An dieser Stelle möchte ich Ihnen deutlich machen, was ich bei Fußleiden unter einer Störung der »Form« beziehungsweise der »Funktion« verstehe.

Ein Beispiel: Wenn an Ihrem Fahrrad die Kette durch jahrelangen Gebrauch und mangelnde Pflege abgenutzt und rostig ist, kann das Rad trotzdem noch problemlos funktionieren. Der sichtbare Verschleiß gibt keine Auskunft darüber, ob das Rad funktioniert. Umgekehrt wird trotz bester Ausstattung jede Tour zur Qual, wenn die Schaltung verstellt ist.
Rost und Verschleiß stehen hier für Arthrose und andere mit technischen Mitteln darstellbare krankhafte Befunde. Die falsch eingestellte Schaltung entspricht der gestörten Funktion, zum Beispiel einer Blockierung der Fußgelenke. Unübersichtlicher wird es, wenn Form und Funktion Beschwerden verursachen. Aber auch dann findet der Arzt – oder Fahrradmechaniker – Mittel und Wege, wie das Problem zu lösen ist, sofern er über genügend Kenntnisse, Erfahrung und Fingerspitzengefühl verfügt. Vom Mechaniker erwarten Sie, dass er Ihr Rad nicht nur

anschaut, sondern Ihr Gefährt »untersucht« und herausfindet, welches Teil defekt ist (Arthrose) oder was nicht funktioniert (Blockade). In der Medizin hat ein anderes Vorgehen Einzug gehalten: Hier wird mit immer aufwändiger werdenden Mitteln »geschaut«. Computer- und Kernspintomografie liefern ein immer genaueres Abbild der Form mit ihren krankhaften Abweichungen (Pathomorphologie). Die körperliche Untersuchung, mit der allein die »regelrechte« Funktion der 33 Fußgelenke zu ergründen ist, wird zu oft für entbehrlich gehalten. Doch solange uns Apparate nur über die Form unterrichten, nicht aber über die Funktion, ist die körperliche Untersuchung durch den Arzt ebenso unersetzbar wie die Untersuchung des Fahrrads durch den Mechaniker.

Ein weiteres für das Verständnis wichtiges Begriffspaar ist »Bewegung« und »Belastung«. »Sie sollten sich mehr bewegen!« reicht als Empfehlung nicht, wenn Sie vorbeugende oder therapeutische Ziele verfolgen. Bewegung bekommt erst durch die mit ihr verknüpften Belastungen eine Wirkung auf Muskeln, Sehnen, Knochen, Knorpel und das Herz-Kreislauf-System. Die Art der Belastung und ihr Ausmaß, die »Dosierung«, bestimmen über die Effektivität der Bewegung.

Auch hier hilft ein Beispiel, diese Unterscheidung zu verstehen: Gehen Sie flotten Schrittes bergab und bergauf, so unterscheidet sich die Bewegung nur geringfügig. Die Unterschiede in der Gelenkbelastung und in der Trainingswirksamkeit sind dagegen enorm: Bergauf werden einzelne Muskeln, Herz und Kreislauf stark beansprucht und effektiv trainiert. Die Gelenkbelastung ist gering. Bergab leisten die Muskeln überwiegend Bremsarbeit, die Gelenke werden stark belastet, Herz und Kreislauf profitieren kaum.

Eine kleine Entwicklungsgeschichte: Von Lucy über Ötzi zum **Homo sedans**

Lucy hat es zu großer Berühmtheit gebracht. Sie gehörte zur Spezies *Australopithecus afarensis,* die vor 3,9 – 3 Millionen Jahren lebte. Die Entdeckung von 3,8 Millionen Jahre alten Fußspuren aufrecht gehender Vormenschen erbrachte den Beweis für die Entwicklung des aufrechten Gangs der frühen Menschen. Das geschah, lange bevor vor etwa 1,4 Millionen Jahren die Größenzunahme des Gehirns einsetzte. Diese Abfolge kann man so deuten, dass die Entwicklung der Füße eine Voraussetzung für die Hirnentwicklung und damit für die Menschwerdung ist.

Ein bedeutender Grund für die Entwicklung zum aufrechten Gang liegt aus Sicht der Evolutionsbiologen in der Veränderung der Vegetation in weiten Teilen Afrikas. Sinkende Temperaturen und zunehmende Trockenheit ließen die vorher dichten Wälder mit reichlichem Nahrungsangebot zurücktreten zugunsten offener Graslandschaften, in denen es viel schwieriger war, ausreichend Nahrung zu finden. Aufrecht gehende Menschenaffen und unsere Urahnen hatten einen doppelten Vorteil: Sie konnten die weiten Savannen besser überblicken und hatten die Hände frei für den Umgang mit Werkzeugen oder Nahrung. Und daraus resultierten Vorteile fürs Überleben und für die Reproduktion – das definierte Ziel jeder evolutionären Entwicklung.

Der aufrechte Gang stellte aber neue und hohe Anforderungen an die Füße. Auf sehr kleiner Standfläche musste der Körperschwerpunkt sicher balanciert werden, die Füße mussten sich Bodenunebenheiten gut anpassen können und eine ausreichende Stoßdämpfung gewährleisten. Nach Christian Larsen[7] ist dies durch einen spiralförmigen Auf- und Umbau des Fußskeletts im Rahmen der Evolution sehr gut gelungen: »Spiralige Verschraubung und Keilprinzip sind die funktionellen Schlüsselmerkmale des menschlichen

7 Larsen, Christian: Füße in guten Händen, Stuttgart 2021, S. 20 – 23.

Fußes.« Diese extrem belastbare Konstruktion erfordert das Zusammenspiel der Fußwurzelknochen mit ihren Bändern, der Muskulatur und der Plantarfaszie. Das ist eine straffe, sehnenartige Struktur, die sich von der Ferse über die Fußballen bis in die Zehen erstreckt. Verkümmert die Muskulatur, lässt unweigerlich die aktive Spannung der Fußgewölbe nach, sie sinken ein und ziehen eine Überlastung der Plantarfaszie nach sich, die zu schmerzhaften Entzündungen (Fersensporn und Plantarfasziitis) führen kann.

Unsere Vorfahren waren über Jahrmillionen auf ständiger Wanderschaft. Zur Sicherstellung ihres Überlebens mussten sie täglich bis zu 15 Kilometer zurücklegen, um Nahrung zu beschaffen, Fortpflanzungspartner zu finden, Schutz zu suchen und vieles mehr. Sie erledigten dadurch nicht nur ihre täglichen Aufgaben, sondern hielten auch sich und ihre Füße fit und belastbar. Über die längste Zeit ihrer Entwicklung waren unsere Ahnen ausschließlich barfuß unterwegs. Erste Hinweise auf die Verwendung einfacher Schuhe gibt es durch Funde aus einer Periode vor circa 40 000 Jahren. Seit rund 10 000 Jahren sind Sandalen und Mokassins in Gebrauch. So war Ötzi, der vor etwa 5300 Jahren lebte, im Hochgebirge mit Sandalen unterwegs. Wir dürfen davon ausgehen, dass Ötzi und seine Zeitgenossen sehr gut trainierte und funktionell intakte Füße besaßen.

Das hat sich innerhalb der letzten 100 Jahre grundlegend geändert. Der mit dem Fortschritt verbundene Rückgang körperlicher Alltagsbelastungen hat die allgemeine Fitness eines großen Teils der Bevölkerung stark reduziert. Unsere Füße sind von der Entwicklung der Zivilisation doppelt betroffen. Sie leiden nicht nur unter dem Mangel an Bewegung und Belastung, sie leiden auch unter Schuhen, die den Füßen den Kontakt zum Boden rauben, die Beweglichkeit einschränken und den Vorfuß und die Zehen einengen. Hohe Absätze erhöhen die Vorfußbelastung, erschweren das Abrollen von der Ferse über die Fußaußenkante nach innen zur Großzehe oder unterbinden es ganz. Das Ergebnis: Jeder zweite Erwachsene leidet an orthopädischen Fußproblemen. Und jedes dritte Kind zeigt bereits Auffälligkeiten an den Füßen, die auf eine krankhafte Entwicklung hinweisen.

Die Anatomie der Füße: 33 Gelenke für optimale Beweglichkeit

Unter funktionellen Gesichtspunkten wird der Fuß in drei Regionen eingeteilt: Vorfuß, Mittelfuß und Rückfuß. Zum Vorfuß gehören die Zehen, die Zehenballen und die Mittelfußknochen bis zur sogenannten Lisfranc-Linie. An dieser Linie beginnt der Mittelfuß. Er reicht bis zur Chopart-Gelenklinie und besteht neben dem Lisfranc-Gelenk aus den fünf Fußwurzelknochen: dem Kahnbein, den drei Keilbeinen sowie dem Würfelbein. Das Chopart-Gelenk und die beiden Fußwurzelknochen Sprungbein und Fersenbein bilden den Rückfuß. Insgesamt sind es 33 Gelenke, die für die optimale Beweglichkeit des Fußes sorgen.

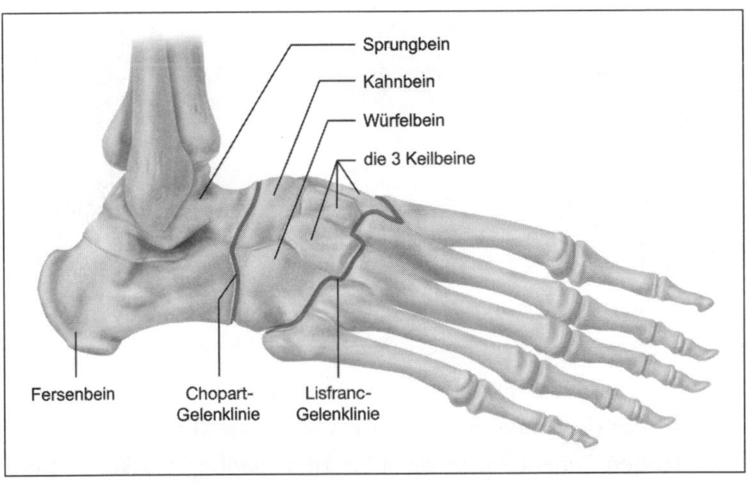

Fußskelett mit Darstellung der Fußwurzelknochen und der Gelenklinien, die für die manuelle Diagnostik wichtig sind.

Das Fußgewölbe – Eine geniale Erfindung der Natur

Wir kennen Gewölbe als statische lasttragende Konstruktionen aus der Architektur. Charakteristisch ist ihre zunehmende Festigkeit unter Belastung. Im Prinzip gilt das auch für unsere Füße, mit dem Unterschied, dass es sich hier um eine dynamische Konstruktion

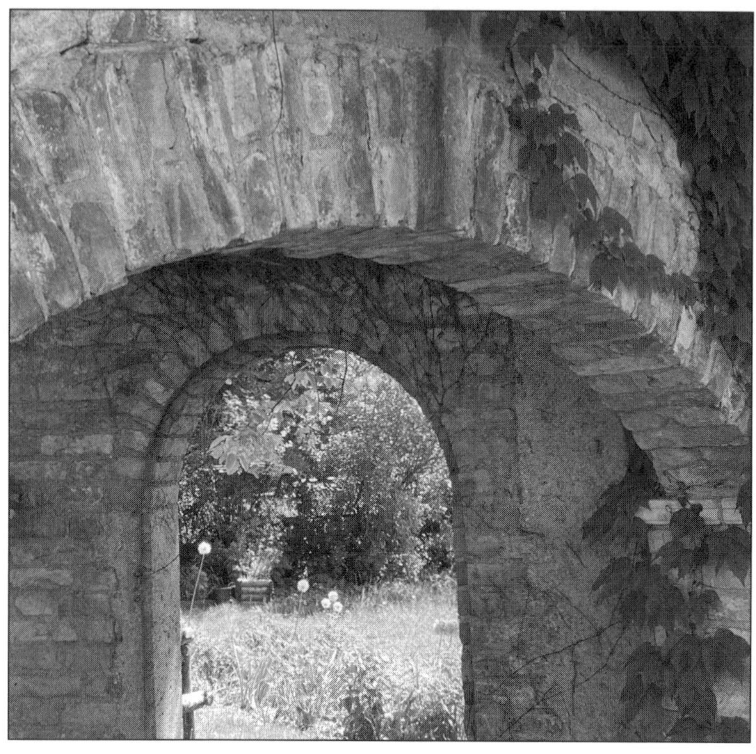

In alter Handwerkstradition von Zacharias Elpelt erbaute Gewölbe.

handelt, die in ihrer Funktion vom optimalen Zusammenspiel der Gelenke, Bänder, Muskeln und der Plantarfaszie abhängt.

Die langen Zehenbeuger, der hintere Schienbeinmuskel und die Plantarfaszie sichern das Längsgewölbe. Es besteht aus Fersenbein, Sprungbein, Kahnbein, den drei Keilbeinen und den ersten drei Mittelfußknochen. Die Fußsohlenmuskeln verspannen zusammen mit der Plantarfaszie das Quergewölbe. Die beiden Muskeln des »Steigbügels« (vorderer Schienbeinmuskel und langer Wadenbeinmuskel) unterfangen und sichern diese Gewölbe – sofern sie gut trainiert sind.

Wenn der Fuß optimal muskulär verspannt und durch straffes Bindegewebe gesichert ist, gilt wieder das Prinzip, das Architekten und Baumeister seit Jahrhunderten nutzen. Der international renom-

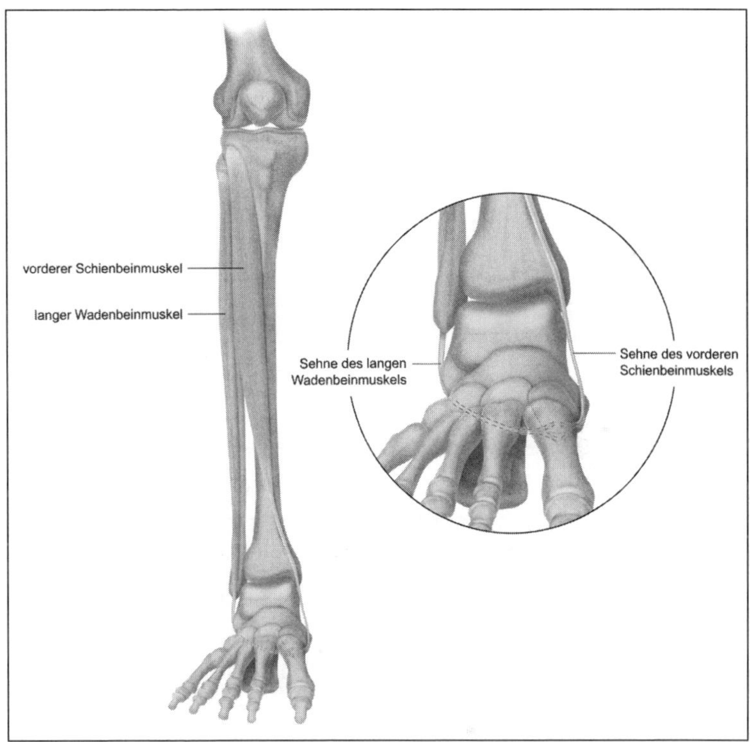

Der lange Wadenbeinmuskel und der vordere Schienbeinmuskel stützen das Längsgewölbe. Die Anordnung der Sehnen erinnert an einen Steigbügel. Der lange Wadenbeinmuskel sichert darüber hinaus den Bodenkontakt des ersten Mittelfußknochens und der Großzehe.

mierte Fußspezialist Dr. Gerard Hartmann[8] bringt es mit folgendem Zitat[9] auf den Punkt: »Beim Anblick der Architektur der Füße entdecken wir ein Wunderwerk, das Ingenieure seit Jahrhunderten nachahmen: Das Herzstück ist das Gewölbe, die großartigste lasttragende Konstruktion, die je erfunden wurde. Die Schönheit des

8 Dr. Gerard Hartmann hat als Fußspezialist 61 olympische Medaillengewinner und 47 Weltmeister behandelt und führte an der Universität von Limerick, Irland, eine Spezialklinik für Sportverletzungen.

9 Zitat aus Mc Dougall, Christopher: Born To Run, München 2015.

Gewölbes liegt in der Art, in der es unter Belastung stabiler wird. Je stärker man es nach unten drückt, desto fester schließen sich seine Teile zusammen. Kein Steinmetz, der seine sieben Meißel zusammenhat, würde jemals unter einen Gewölbebogen eine Stütze setzen. Stützt man ein Gewölbe von unten, schwächt man damit die gesamte Konstruktion. Steckt man die Füße in Schuhe, ist das mit einem Gipsverband vergleichbar. Wenn ich Ihr Bein in Gips lege, wird die Muskelmasse innerhalb von 6 Wochen um 40 bis 60 Prozent abnehmen. Ähnliches geschieht mit Ihren Füßen, wenn sie in Schuhe eingesperrt sind.«

Die Achsen der Fußgelenke

Unsere Füße können sich über eine Achse, die vom Außenknöchel zum Innenknöchel verläuft, beugen und strecken. Das vollständige Heben des Fußaußenrands oder des Fußinnenrands erfolgt durch eine schräg durch den Fuß verlaufende Achse.[10] So ergibt sich eine dreidimensionale Bewegung: Das vollständige Anheben des Fußinnenrands bezeichnen wir als Supination, die gegenteilige, nach außen gerichtete Bewegung als Pronation. Dabei knickt der Fuß um 2–4 Grad nach innen.

Pronation – Eine Voraussetzung für belastbare Füße

Erst mit Vollendung der Pronation erreicht der Fuß die Stabilität, die er für den Moment des kraftvollen Abstoßens über den ersten Mittelfußknochen und die Großzehe braucht.

Geht die Pronation über 4 Grad, also über das allgemein akzeptierte Einknicken nach innen, hinaus, stehen wir vor einem Dilemma. Das übermäßige Einknicken ist bereits ein Zeichen der Funktionsminderung des Fußes durch Muskelschwäche. Seltener ist diese Überbeweglichkeit einer Bindegewebsschwäche geschuldet. Sehr rasch kommt bei Überpronation die Forderung auf, dieser Neigung

10 Hagen, Marco: »Die Biomechanik des Fußes als Vorbild für eine anatomisch-funktionelle Krafttrainingsmaschine«, https://duepublico2.uni-due.de/servlets/MCRFileNodeServlet/duepublico_derivate_00070448/Hagen_Biomechanik_des_Fusses.pdf, März 2014.

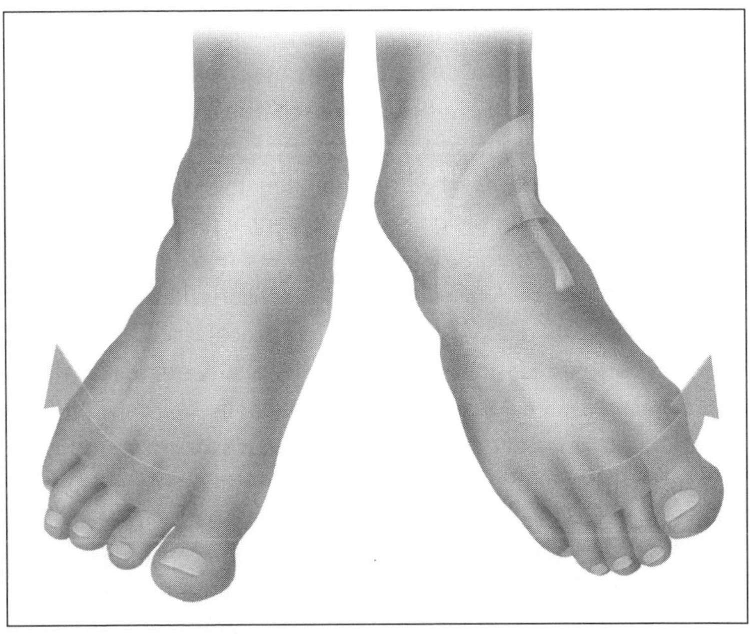

Am Beispiel des rechten Fußes ist das Anheben des äußeren Fußrands (Pronation) und des inneren Fußrands (Supination) dargestellt.

mit einer Stütze des inneren Längsgewölbes zu begegnen oder der Pronation durch andere Tricks in der Konstruktion der Schuhe oder der Schuhsohlen entgegenzuwirken. Die Verfechter dieser Korrektur übersehen dabei etwas ganz Entscheidendes: Auch ein bindegewebsschwacher oder dekonditionierter Fuß erreicht seine Endfestigkeit nur bei vollständiger Pronation. Der einzig sinnvolle Ausweg aus diesem Dilemma ist ein Fitnessprogramm für die Füße. Das gilt auch, wenn die Überpronation Folge einer Bindegewebsschwäche ist.

Was sagt die Wissenschaft zu diesem Thema? Frank Mayer und seine Mitarbeiter äußern sich im Deutschen Ärzteblatt[11] so: »Die Mehrheit der Läufer entwickelt allerdings bei einer übermäßigen

11 Mayer, Frank et al.: »Verletzungen und Beschwerden im Laufsport«, Deutsches Ärzteblatt 2001; 98(19).

Pronation keine Beschwerden, wogegen bei manchen Läufern bereits eine geringe Pronation beschwerdeauslösend wirkt.«

Lässt diese Beobachtung der Wissenschaftler nicht eher die Vermutung aufkommen, dass Art und Ausmaß der Pronation für die Entstehung von Fußbeschwerden in den meisten Fällen keine Bedeutung haben? Im gleichen Zusammenhang beziehen sich die Autoren auf das Zusammenspiel von Nerven und Muskulatur: »Interessant ist zudem die Bedeutung des sensorischen Inputs[12] und dessen Einfluss auf die Muskulatur. Neuere Ergebnisse deuten darauf hin, dass hierüber Einsichten in biomechanisch begründete Entstehungsmechanismen von Beschwerden gewonnen werden können.«

Dem Praktiker stellt sich die Frage, wie sensorische Einflüsse[13] wissenschaftlich beurteilt werden können, wenn dieser bedeutende Input durch die üblichen Sportschuhe drastisch reduziert oder sogar aufgehoben wird. Wichtige Aspekte, wie die der fehlenden Anpassung des Menschen an moderne Sportschuhe und überhaupt an Schuhe mit dicken, steifen Sohlen, werden in der Wissenschaft nicht beachtet. Und die Frage, ob geschütztes Barfußlaufen in Minimalschuhen mit dünnen, flexiblen Sohlen eine sinnvolle Alternative ist, wird in der Sportwissenschaft nach meinem Kenntnisstand nicht einmal diskutiert.

Die ungestörte Funktion gesunder und belastbarer Füße

Gut trainierte, funktionell intakte Füße setzen beim Gehen entweder mit den Fersen oder mit den Mittelfüßen auf, rollen dann über die Fußaußenkanten bis zu den fünften Mittelfußköpfchen ab und verlagern dann die Belastung nach innen bis zu den Großzehengrundgelenken. Der kraftvolle Abstoß erfolgt bei gestreckten Großzehengrundgelenken über die ersten Mittelfußknochen und

13 Siehe „Sensomotorik – Die aktive Komponente des Stütz- und Bewegungsapparats" ab Seite 27.

12 Das ist die Summe sensibler Informationen aus Fußsohlen, Sehnen, Muskeln, Gelenken und Gelenkkapseln.

die Großzehen. Dafür bedarf es einer stabilen Achse vom ersten Mittelfußknochen zur Großzehe. Die Instabilität dieser Achse ist eine der Ursachen für einen Hallux valgus[14].

Wie gut die Füße dauerhaft belastbar sind, hängt auch von weiteren Gelenken ab: Nur bei ausreichender Streckung der Hüftgelenke können die Füße im gewünschten Bereich aufsetzen. Die bei fortschreitender Hüftgelenkarthrose oft eingeschränkte Streckung führt auf diese Weise zur Verlagerung der Hauptbelastungszone nach vorn und damit zu einer Überlastung der Vorfüße.

Und noch ein weiteres, wenig beachtetes Gelenk spielt für die Funktion der Füße eine Rolle: Das Wadenbeinköpfchen bildet mit dem Schienbein eine gelenkähnliche Verbindung, die eine geringe Verschiebung erlaubt. Diese Beweglichkeit benötigen die Füße für die volle Beugung und Streckung in den oberen Sprunggelenken. Beim Heben der Füße wandert das Wadenbeinköpfchen nach oben, beim Absenken der Füße nach unten. Ist das Wadenbeinköpfchen »blockiert«, kann das Wadenbein den Fußbewegungen nicht störungsfrei folgen und hemmt sie sogar. Anders ausgedrückt: Funktionell beginnt der Fuß bereits am Wadenbeinköpfchen.

Auch in umgekehrter Richtung beeinflusst die korrekte oder gestörte Funktion der Fußgelenke den menschlichen Gang. Bei komplexen Fußblockaden ist die Innendrehung des Beins im Hüftgelenk eingeschränkt, und dieser Effekt kombiniert sich mit der bei Hüftgelenkarthrose häufigen Einschränkung der Innendrehung.

Sensomotorik – Die aktive Komponente des Stütz- und Bewegungsapparats

In der Großhirnrinde planen wir die Bewegung, schicken entsprechende Befehle über den Hirnstamm zu den motorischen Vorderhornzellen im Rückenmark, und diese steuern dann zuverlässig die

14 Bei einem Hallux valgus weicht die Achse der Großzehe nach außen ab. Zunehmender Spreizfuß und Instabilität der Verbindung des ersten Mittelfußknochens mit der Großzehe sind die Ursachen dieser häufigen Fehlstellung.

die Ausführung der gewünschten Bewegung. Ist das so einfach? Ganz im Gegenteil! Mit einer rein zentralen Steuerung würden komplexe Bewegungen nicht gelingen. Der nötige Steuerungsaufwand würde die »Rechenleistung« des Gehirns überfordern. Erfolgreiche, das heißt zielgerichtete, störungsfreie (verletzungsfreie) und mühelose Bewegungen verlangen nach vielschichtiger Steuerung durch unterschiedliche Bereiche des Nervensystems. Dies gelingt in einem sensomotorischen Regelkreis. Zusätzlich tragen auf Rückenmarksebene Reflexe zur Bewegungssteuerung bei und entlasten auf diese Weise das Großhirn. Die Abbildung hierzu finden Sie am Ende des Buches auf den Farbtafeln II/III.

Die *Elemente des sensorischen Systems* lassen sich folgendermaßen einteilen: Sensoren aus den Augen, den Gleichgewichtsorganen und der Halswirbelsäule liefern Informationen über die Haltung, die Stellung im Raum, Bewegungen und Bewegungsgeschwindigkeit. Die Halswirbelsäule ist also auch ein wichtiges Sinnesorgan. Sie sendet Informationen und unterstützt das Großhirn bei der Steuerung komplexer Bewegungen und der Körperhaltung. Genauso wichtig wie der Strom von Meldungen aus den Augen, den Ohren und der Halswirbelsäule sind sensorische Informationen aus den Muskeln, den Sehnen, den Hüft-, Knie- und Fußgelenken und aus den Fußsohlen.

Für die Steuerung von Bewegung sind beide Schenkel des Nervensystems gleichermaßen wichtig: die absteigenden steuernden Elemente ebenso wie die aufsteigenden sensorischen Anteile. Die absteigenden motorischen Bahnen steuern die Muskeln und regulieren Haltung und Bewegungen. Die aufsteigenden Nervenbahnen liefern über das Rückenmark Informationen aus der Peripherie ins Zentralnervensystem.

Damit wird klar, welche Rolle Schuhe für die Steuerung und Kontrolle von Bewegung spielen. Jeder Schuh, sogar ein Minimalschuh, reduziert den sensorischen Input des zentralen Nervensystems. Je dicker und steifer die Schuhsohlen, umso weniger Informationen gelangen zum Nervensystem. Die Feinsteuerung von Bewegungen leidet und das Verletzungsrisiko steigt. Welche Rolle Schuhe in diesem sensomotorischen Regelkreis spielen, kommt in einem späteren Kapitel zur Sprache.

Die Bedeutung sensorischer Informationen lässt sich am Beispiel[15] einer *Kreuzbandverletzung* aufzeigen: Nach einem Riss des vorderen Kreuzbands (einer häufigen Verletzung bei Kontaktsportarten) dauert es meist jahrelang, bis der vierköpfige Schenkelstrecker (Quadrizeps) wieder einigermaßen gut auftrainiert ist. Das liegt daran, dass die sensorischen Informationen aus dem Kreuzband fehlen und dieser Muskel deshalb nicht optimal angesteuert und trainiert werden kann. Kreuzbandrupturen sind sehr ernste Verletzungen. Auch nach optimaler Operation und intensiver Rehabilitation bleibt das Risiko für eine sogenannte posttraumatische Arthrose und eine Beeinträchtigung der Funktion der Kniestrecker sehr hoch.

2. Gestörte Form

Angeborene Fußdeformitäten

Angeborene Fußdeformitäten[16] wie zum Beispiel Sichel- und Hakenfüßchen normalisieren sich meistens durch den regulären Gebrauch der Füße ohne Therapie. Schwere Fußdeformitäten wie ein Klumpfuß (ein bis zwei von 1000 Neugeborenen sind betroffen) gehören sofort nach der Geburt in die Hand erfahrener Kinderärzte oder Kinderorthopäden.

Primäre und sekundäre Arthrosen

Primäre Arthrosen der oberen und unteren Sprunggelenke entstehen ohne erkennbare äußere Einwirkungen. Sie sind im Vergleich zu

15 Das Beispiel habe ich dem Physiofachbuch von Wolfgang Laube (Hg.): Sensomotorisches System, Stuttgart 2009, S. 43 entnommen.

16 Als »Fußdeformitäten« werden funktionell bedeutsame Veränderungen am Fußskelett wie zum Beispiel der Senk-Spreizfuß bezeichnet.

Knie- und Hüftgelenkarthrosen selten und spielen im ärztlichen Alltag eine geringe Rolle. Selbst wenn eine Sprunggelenkarthrose vorliegt, heißt das noch nicht, dass der Patient Beschwerden hat. Die »Arthrose« ist der im Röntgenbild erkennbare Befund. Schmerzen entstehen erst, wenn sich die Arthrose entzündlich aktiviert. Auch die genetische Veranlagung spielt eine Rolle. Fehlbelastung, Überlastung, aber auch mangelnde Belastung stehen ursächlich im Vordergrund des Arthrosegeschehens.

Sekundäre Arthrosen in den Sprunggelenken entstehen als »posttraumatische Arthrosen« nach häufigen Knöchelverletzungen durch Umknicken oder im Rahmen rheumatischer Krankheiten.

Umknicken – Keine Banalität

Bandverletzungen durch Umknicken, in der Regel in Supinationsrichtung, gehören zu den häufigsten Gründen für den Besuch einer Unfallambulanz. Diese nur scheinbar harmlosen Verletzungen haben unerfreuliche Folgen: Die Instabilität nimmt zu, das Arthroserisiko steigt, die für die Bewegungssteuerung wichtigen sensomotorischen Informationen aus den verletzten Außenbändern fehlen. Und wir sollten bedenken, dass Sprunggelenkfrakturen und die gefürchteten Schenkelhalsfrakturen meistens mit einem Umknicken in den Sprunggelenken beginnen.

Wir Ärzte schenken diesen Verletzungen zu wenig Aufmerksamkeit. Nach der primären Heilung sollte die muskuläre Rehabilitation im Vordergrund stehen. An dieser Stelle muss ich Kieser Training erwähnen, da meines Wissens nur in Kieser Studios Übungen für alle Bewegungsrichtungen (Heben und Senken der Füße sowie Pronation und Supination) zur Verfügung stehen. Aus eigener Erfahrung kann ich berichten, dass man eine Umknickneigung komplett wegtrainieren kann.

Gefordert und oft überfordert: Die große Zehe

Häufiger und in hohem Maße relevant sind Arthrosen der Großzehengrundgelenke. Beim Abrollen der Füße übernimmt der »erste

Strahl«, das ist die Verbindung des ersten Mittelfußknochens mit der Großzehe, kurz vor dem Abstoßen das gesamte Körpergewicht. Vor allem bei Übergewicht kann dies sogar intakte Gelenke überfordern. Einerseits neigen die Gelenke dann zu schmerzhafter Aktivierung, andererseits kommt es oft zu einer zunehmenden Einschränkung der Streckung und damit zur Behinderung der letzten Phase des Abrollens: des kraftvollen Abstoßes zu Beginn der Schwungphase des Beins.

Nicht selten kombiniert sich die arthrosebedingte Einschränkung mit einer funktionellen Komponente, einer »Blockierung«. Diese lässt sich manualtherapeutisch sehr gut behandeln. Bei einer ausgeprägten, fixierten Einschränkung der Streckung im Großzehengrundgelenk (Hallux rigidus) ist eine Einlagenversorgung sinnvoll. Auch eine gekrümmte Sohle, sofern das Zentrum des Krümmungsradius günstig liegt, kann ein beschwerdefreies Abrollen begünstigen.

Der Mensch ist keine Maschine – Anmerkungen zum »Verschleiß«

Degenerative Veränderungen der Sprunggelenke und der Fußwurzelgelenke sind seltener als Arthrosen der großen Gelenke und der Wirbelgelenke. Dennoch kommen sie vor, und auch bei den Fußgelenken ist es falsch, diese auf »Verschleiß« zurückzuführen. An einer Maschine erwarten wir mit zunehmender Nutzungsdauer Abnutzungserscheinungen, die wir zu Recht als Verschleiß bezeichnen. Biologisches Material verhält sich jedoch grundlegend anders als die Bauteile eine Maschine. Primär erhält die artgerechte Nutzung in einem biologischen System seine Bestandteile.

Vom »Verschleiß« sind anfangs vor allem die knorpeligen Überzüge korrespondierender Gelenkflächen betroffen, später auch knöcherne Anteile und Bindegewebsstrukturen, und mit zunehmender Überlastung kann sich das gesamte Gelenk verdicken, wie wir das häufig an Kniegelenken beobachten können. Selbst diese am Ende eindeutig krankhaften Veränderungen haben zunächst ihren Sinn: Durch die Verbreiterung der Gelenkbestandteile verteilt sich die Belastung auf eine größere Fläche und ist dadurch besser zu verkraften.

Ein besonderes Problem entsteht in unserer auf technische Befunde fixierten Medizin dadurch, dass degenerative Veränderungen leicht zu erkennen sind und der Eindruck entsteht, dass damit auch die Ursachen von Schmerz und Bewegungseinschränkung zweifelsfrei erkannt werden. Dies widerspricht nicht nur der wissenschaftlichen Literatur, sondern auch meiner inzwischen mehr als 30-jährigen Erfahrung in der Diagnostik und Therapie von Störungen am Stütz- und Bewegungsapparat: Viel häufiger als die mit bildgebenden Verfahren gut darstellbaren »Abnutzungserscheinungen« sind funktionelle Störungen (mit oder ohne gleichzeitigen Verschleiß) die Ursache von Schmerzen und eingeschränkter Beweglichkeit. Ist der »Dieb« aber nach der Erhebung technischer Befunde scheinbar gefasst, gibt es in der Regel keine weiteren Aktivitäten, um eine Schmerzursache oder eine Bewegungseinschränkung tiefer zu ergründen.

Sinnvoll ist die gleichwertige Beachtung degenerativer und funktioneller Schmerzursachen. Damit können beide Ursachen von Schmerz und Bewegungseinschränkung einer gezielten Behandlung zugeführt werden. Diese Forderung ist leicht zu erheben, in der Umsetzung aber problematisch, da manuelle Diagnostik und manuelle Therapie in der Orthopädie kaum eine Rolle spielen. Damit bleibt ein erheblicher Anteil von Beschwerdeursachen im Dunkeln.

Erfolgversprechende Therapie basiert stets auf einer korrekten Diagnose. Häufig beschränkt sich der behandelnde Arzt aber auf die mit bildgebenden Verfahren erkennbaren Befunde und damit auf höchstens 20 Prozent der Schmerzursachen. So erklären sich die häufig erfolglosen Behandlungsversuche bei Schmerzen am Stütz- und Bewegungsapparat, also auch bei Fußbeschwerden. Auch die Erfolgschancen der Physiotherapie bleiben begrenzt, wenn der Arzt nur einen Teil der relevanten Informationen liefert.

Besserung ist nicht in Sicht, da die konservative Orthopädie durch die Zusammenlegung der Fächer Unfallchirurgie und Orthopädie im Jahr 2005 unter die Räder gekommen ist. Übriggeblieben ist neben der Unfallchirurgie die operative Orthopädie. Für eine konservativ ausgerichtete Orthopädie, inklusive der anspruchsvollen manuellen Diagnostik und Therapie, bleibt in Aus- und Weiterbildung kein Raum, und auch im Praxisalltag fehlt selbst dem engagiertesten Orthopäden die nötige Zeit. Im Zentrum meiner Kritik steht nicht der einzelne Orthopäde in der Klinik und in der Praxis, sondern die Lehrstühle für Orthopädie an den Universitäten. Dort werden die Schwerpunkte einseitig gesetzt. Eine funktionell ausgerichtete Orthopädie unter Einschluss manueller Diagnostik und Therapie findet dort in der Regel nicht statt.

3. Gestörte Funktion

Erworbene Fußdeformitäten

Ich beschränke mich hier auf die häufigsten erworbenen Fußdeformitäten. Es geht um Senkfüße, Plattfüße, Spreizfüße, Knickfüße und um die verschiedenen Kombinationen dieser funktionell bedeutenden Formabweichungen. Bei Naturvölkern, die barfuß oder mit sehr einfachen, dünn besohlten Schuhen unterwegs sind, gibt es diese Deformitäten nicht. Sie sind erworben durch muskuläre Dekonditionierung, in deren Folge die Fußgewölbe abflachen und die Achsenstabilität verloren geht.

Der kindliche Senk-Spreizfuß oder Knick-Senk-Spreizfuß korrigiert sich mit dem Wachstum meist von selbst. Das gelingt vor allem, wenn Kinderfüße nicht in festen Schuhen stecken und dadurch verkümmern. Sogar die recht häufige Einwärtsdrehung der Füße zeigt fast immer eine Tendenz zur Normalisierung. Stützende Einlagen dürfen bei Kindern nur mit größter Zurückhaltung und nur mit Zustimmung erfahrener Kinderorthopäden verordnet werden.

Die Versorgung mit stützenden Einlagen ist auch bei Erwachsenen kritisch zu beurteilen. Einerseits können diese Einlagen sinnvoll oder sogar notwendig werden, wenn zum Beispiel beim dekompensierten Senk-Spreizfuß Schmerzen im Vorfußbereich auftreten. Stützende Einlagen, die mit einer Spreizfuß-Pelotte den Vorfuß entlasten, lindern diese Schmerzen rasch und nachhaltig. Sind die Schmerzen abgeklungen, wird die weitere Versorgung mit stützenden Einlagen aber fragwürdig.

An dieser Stelle drängt sich eine Analogie auf: Wenn nach einer Knieverletzung für einige Zeit eine Ruhigstellung des Gelenks durch eine Orthese oder durch einen Gipsverband notwendig wird, ist es ganz selbstverständlich, dass diese für die Gelenkfunktion schädliche Ruhigstellung so rasch wie möglich wieder entfällt. Im Gegensatz zu dieser üblichen Praxis hat sich bei der Versorgung mit Einlagen eine völlig andere Strategie entwickelt: einmal Einlagen – immer Einlagen! Diesem Handeln liegt vermutlich die Vorstellung zugrunde, dass wegen der für die Schmerzen ursächlichen Fußdeformität die Beschwerden ohne Einlagen wieder auftreten würden. Dieser Gedankengang ist richtig, solange wir akzeptieren, dass schwache Füße für immer schwach bleiben. Wie andere Muskeln auch können Fußmuskeln aber sehr gut gekräftigt werden, und zwar mit viel weniger Aufwand als für die Muskelkräftigung des Rückens oder der großen Gelenke. Dazu später mehr.

Die Kräftigung der Fußmuskeln gelingt sogar so gut, dass sich Fußdeformitäten ganz oder teilweise zurückbilden und die Füße so kompakt werden, dass sie bequem in eine Nummer kleinere Schuhe passen.

Pronation und Überpronation – Wo ist die Grenze?

Alle Füße, die mehr als 4 Grad nach innen einknicken, mit steifen Einlagen und anderen Pronationsstützen zu versorgen, ist keine gute Idee. Eine feste Grenze, bei der also ab einer Pronation von soundso viel Grad stützende Einlagen verordnet werden sollten, lässt sich nicht begründen. Eindeutig sinnvoll sind diese Einlagen für eine begrenzte Zeit, wenn durch die Überpronation Schmerzen oder strukturelle Schäden auftreten. In allen anderen Fällen sollte unabhängig vom Pronationswinkel eine konsequente Kräftigung der Fuß- und Unterschenkelmuskulatur angestrebt werden. So viel wie möglich barfuß zu gehen und Minimalschuhe zu tragen ist eine sinnvolle Strategie, und intensive Fußgymnastik ist als Alternative oder ergänzend sinnvoll. Auf Sinn und Unsinn von Fußgymnastik komme ich in einem späteren Kapitel zurück.

Kranke Füße als Zivilisationskrankheit

In allen zivilisierten Kulturen auf dieser Welt ist das Tragen von Schuhen in der Freizeit, im Beruf und bei gesellschaftlichen Anlässen eine Selbstverständlichkeit. Dafür gibt es gute Gründe, und deshalb ist es müßig, dagegen anzuschreiben. Interessanter ist die Antwort auf die Frage, ob unsere Füße trotz dieser kulturellen Selbstverständlichkeit kräftig und gesund bleiben können.

Nicht der Schuh an sich ist das Problem. Wir hätten alle kerngesunde Füße, wenn wir die Mokassins indigener Völker tragen würden. Diese Schuhe haben nicht nur ein weiches Obermaterial, sondern auch eine sehr dünne, flexible Sohle und keinen Absatz. In solchen Schuhen bekommt der Fuß bei jedem Schritt einen Trainingsreiz und ist trotzdem vor Schmutz und Kälte geschützt. Solche Schuhe bezeichnen wir heute als Minimalschuhe oder Barfußschuhe. Und damit ist auch schon die Frage beantwortet, ob Barfußschuhe einfach nur ein neuer und wie stets vergänglicher Modetrend sind.

Also ab jetzt auf Pumps und High Heels verzichten? Oder auf schicke Sneaker und elegante Budapester? Bestimmt nicht! Den ganzen Tag in High Heels unterwegs zu sein, führt geradewegs zum Spreizfuß und zum Hallux valgus. Andererseits ist es kein Problem, High Heels, Pumps, Sneaker und Budapester bei geeigneten Anlässen zu tragen, sofern die Füße alltäglich gut versorgt sind. Kein Muskel braucht ständig Trainingsreize – und das gilt auch für die Fußmuskeln.

Ein vorerst unüberwindliches Hindernis für die Entwicklung gesunder Füße haben Schuhfabrikanten und vor allem die Sportschuhhersteller aufgebaut: Der weiße Sneaker mit dicker, steifer Sohle ist mehr als nur ein Objekt der Begierde, er ist ein »Must-have« – gefühlt haben alle Jugendlichen und viele junge Erwachsene diese Schuhe an, und zwar den ganzen Tag. Die muskuläre Dekonditionierung ist bei dieser Schuhmode unvermeidlich, und ein Aufbegehren gegen diesen Kult ist sinnlos. Ich würde gerne die Schuhhersteller bei ihrer Verantwortung packen. Es ist bestimmt möglich, kultige Schuhe herzustellen, die zugleich den Füßen junger Menschen genügend Reize für eine gesunde Fußentwicklung bieten.

Die Natur macht keine Kompromisse: Use it or lose it

So viel wie nötig – so wenig wie möglich. Dieses Prinzip ist in der Evolution des Menschen tief verankert. Jede Struktur, die regelmäßig und intensiv genutzt wird, bleibt erhalten, jedes ungenutzte Organ wird auf ein Minimum zurückgefahren. Dieser schonungslos ökonomische Umgang der Natur gilt für sämtliche Bestandteile des passiven und aktiven Stütz- und Bewegungsapparats. So erklärt sich die muskuläre Dekonditionierung ebenso wie mangelnde Ausdauerleistung und Knochenschwund (Osteoporose) sowie eine schlechte Energiebereitstellung, wenn dafür nötige Enzyme und Mitochondrien (Kraftwerke der Zellen) in den Ruhemodus zurückgefahren werden.

Über Jahrmillionen war dieses evolutionäre Prinzip sinnvoll: Wenn in schlechten Zeiten keine Nahrung aufzutreiben war, baute der Körper energieverbrauchende Muskelmasse ab und lebte von den in guten Tagen aufgebauten Fettdepots. Gab es für Sammler und Jäger bessere Zeiten, rekonditionierte sich die Muskulatur durch tägliche Beanspruchung in recht kurzer Zeit, und damit kehrte die nötige Fitness für die Bewältigung von Alltagsaufgaben zurück. Heute leben wir dagegen in einem ständigen Überfluss und verbrauchen kaum eine Kalorie, um stets vor einem üppig gedeckten Tisch zu sitzen. Der evolutionäre Rückkopplungsmechanismus zwischen guten und schlechten Zeiten ist damit aufgehoben. Die Folgen eines Lebens im ständigen Überfluss ohne ausreichende körperliche Aktivität gehen weit über die muskuläre Thematik hinaus. Mindestens genauso wichtig sind die Folgen für das Immunsystem und den Fett- und Zuckerstoffwechsel.

Übergewicht bis hin zu Fettsucht, Fettstoffwechselstörungen, Herzinfarkt und Schlaganfall, Diabetes mellitus Typ 2 mit seinen vielfältigen und oft fatalen Folgen und Osteoporose mit erhöhtem Risiko für Wirbelbrüche und Schenkelhalsfrakturen sind die wichtigsten Folgen eines Lebens im Überfluss ohne körperliche Anstrengung.

Das ist alles gut bekannt, und trotz der massiven Auswirkungen auf Lebensqualität und Lebenserwartung gibt es in der Gesellschaft und selbst in der medizinischen Versorgung kaum Anstrengungen im Sinne der Primärprävention. Es gleicht unserem Umgang mit der Klimakrise. Die Zusammenhänge sind wissenschaftlich gesichert, Politik und Medien informieren uns über dringend notwendige Verhaltensänderungen, und dennoch passiert viel zu lange überhaupt nichts. Die Folgen muskulärer und struktureller Dekonditionierung liegen ebenso weit in der Zukunft wie die Folgen klimatischer Veränderungen. Es scheint in unserer menschlichen Natur zu liegen, dass wir immer erst dann handeln, wenn es richtig wehtut.

Sie irren sich, falls Sie jetzt den Eindruck haben, dass der Autor vom Thema abgekommen ist. Die genannten Zivilisationskrankheiten haben sehr viel mit dem Zustand der Füße zu tun. Die Kombination von Übergewicht[17] und schwachen Fußmuskeln wirkt sich fatal auf die Fußgesundheit aus. Senkfüße bis hin zu Plattfüßen mit entsprechenden Fußbeschwerden sind beinahe unvermeidlich. Noch dramatischer sind die Folgen eines schlecht eingestellten Diabetes Typ 2 zusammen mit dem bei Diabetes häufigen Übergewicht. Neben der mechanischen Überlastung entsteht durch die Verbindung aus Durchblutungsstörungen und Schädigung der sensiblen

17 In Deutschland sind 49 Prozent der Frauen und 64 Prozent der Männer übergewichtig oder adipös. Quelle: WHO European Regional Obesity Report 2022.

Nerven eine schwer beherrschbare Situation: Kleine Verletzungen werden wegen fehlender Schmerzen nicht erkannt, infizieren sich und können zu schwer heilbaren Geschwüren führen. Bei ungünstigem Verlauf kann am Ende eine Amputation unvermeidlich werden.

Besonders fatal wirkt sich folgender Teufelskreis aus: Körperliche Inaktivität führt zu Übergewicht, dieses verstärkt die Tendenz zu einem inaktiven Lebensstil, das Übergewicht nimmt zu, und die Muskulatur, inklusive der für das Fußgewölbe wichtigen Fußsohlenmuskeln und der Wadenmuskulatur, bildet sich immer mehr zurück.

Blockierungen – Eine unbekannte Schmerzursache

»Blockade« oder »Blockierung« sind schwammige Begriffe. Jeder versteht darunter etwas anderes, zum Beispiel Störungen des »Energieflusses« oder psychische Hemmungen. In diesem Buch geht es um die rein mechanischen Aspekte funktioneller, also reversibler Bewegungsstörungen vor allem der kleinen Gelenke.

> ***Definition:*** Ein Gelenk ist blockiert, wenn die Gelenkbeweglichkeit vorübergehend eingeschränkt oder ganz aufgehoben ist. Manuelle Therapie stellt bei blockierungsbedingten Einschränkungen die volle Beweglichkeit wieder her. Bewegungseinschränkungen durch Arthrose oder andere strukturelle Veränderungen sind irreversibel.

Um blockierte Gelenke herum verspannt sich zunächst die lokale, dann die regionale Muskulatur. Löst sich die Blockade nicht oder wird sie nicht sachgerecht behandelt, kann sich die Gelenkkapsel schmerzhaft entzünden. Myofasziale Dysbalancen[18] und chro-

18 An Dysbalancen zwischen Beugern und Strecker eines Gelenks sind nicht nur die Muskelfasern, sondern auch das umhüllende Bindegewebe (Faszien) beteiligt. Deshalb ist die Bezeichnung „myofasziale Dysbalancen" genauer als der gebräuchlichere Ausdruck „Muskeldysbalancen".

nischer Bewegungsmangel, vor allem ständiges Sitzen, sind die Hauptursachen dieser häufigen Störungen. Blockierungen haben mit Luxationen und Subluxationen nichts zu tun, daher ist der gebräuchliche Begriff des »Einrenkens« irreführend. Ein blockiertes Gelenk ist nicht ausgerenkt, muss also auch nicht eingerenkt werden.

Häufige Blockierungen betreffen die Wirbelgelenke, die Rippenwirbelgelenke und die Kreuz-Darmbein-Gelenke. Sie sind die mit Abstand häufigste Ursache von Rücken- und Kreuzschmerzen. In der gleichen Häufigkeit finden wir bei schmerzenden Füßen Blockierungen der Wadenbeinköpfchen, der oberen Sprunggelenke und insbesondere der Fußwurzelgelenke. So habe ich in meiner langjährigen ärztlichen Tätigkeit bisher noch nie einen Fuß nach Operation oder nach einer komplexen Verletzung gesehen, der frei von Blockaden war. In den orthopädischen Lehrbüchern kommen Blockierungen allerdings nicht vor. Deshalb werden diese Störungen in der orthopädischen Praxis oft nicht erkannt.

4. Pflegenotstand

Klimakrise: Schuhe als feuchtheiße Kammern

Füße brauchen Luft und Liebe – oder wenigstens regelmäßige Zuwendung. Die Haut ist ein erstaunlich strapazierfähiges Organ. Sie hält Wind und Wetter und mechanische Einwirkungen aus, und wenn es zu einer Verletzung kommt, ist die Heilungstendenz meistens gut. Kritisch wird es für die Haut, wenn sie ständiger Feuchtigkeit ausgesetzt ist. Das ist vor allem dort der Fall, wo Haut auf Haut liegt und die regelmäßige Belüftung fehlt. Unsere Zehenzwischenräume sind eine Schwachstelle: Der Säureschutzmantel ist bei ständiger Feuchtigkeit gestört, kleine Risse entstehen, die Pilzen und Bakterien Zutritt verschaffen, womit vor allem Pilzinfektionen Tür und Tor geöffnet wird, aus denen im ungünstigsten Fall schwere und sogar lebensbedrohliche bakterielle Weichteilinfektionen entstehen können.

Fuß- und Nagelpilz

Die englische Bezeichnung für Fußpilz ist »Athlete's Foot« (Athletenfuß), und das sagt bereits viel über die Ursachen: das ständig feuchte Milieu in Sportschuhen, die kaum gewechselt werden. Mindestens 30 Prozent – die Schätzungen liegen zwischen 30 und 70 Prozent – der Athleten hatte schon einmal mit Fußpilz zu tun, und manche leiden immer wieder darunter oder sind sogar chronisch betroffen. Fußpilz wird meistens durch Dermatophyten verursacht. Das sind verschiedene Pilze, die nach Überwindung des Säureschutzmantels der Haut nur die obersten Hautschichten befallen. Sie ernähren sich von Keratin, der Substanz, aus der Haare und Nägel bestehen. Die Abbildungen zu typischen Hautveränderungen bei Fußpilz finden Sie am Ende des Buches auf Farbtafel I.

Typischerweise beginnt Fußpilz in den Zehenzwischenräumen und kann sich von dort zum Fußrand, zur Fußsohle oder zum Fußrücken ausbreiten. Zwischen den Zehen rötet sich die Haut, kleine Schuppen bilden sich, die Haut ist grau-weiß verdickt, juckt und brennt, bis hoffentlich rasch die Behandlung beginnt.

Nagelpilz ist oft eine Folge von unzureichend behandeltem Fußpilz. Die Behandlung ist schwieriger und sollte dem Hautarzt überlassen bleiben. Unbehandelt verfärben und verdicken sich die Fußnägel und werden mit der Zeit sehr hässlich. Die Abbildung zum Fußnagelpilz finden Sie am Ende des Buches auf Farbtafel VIII.

Gefährlich werden Fußpilzerkrankungen, wenn über Risse in der Haut Bakterien eindringen. Daraus kann sich die gefürchtete Wundrose (Erysipel) entwickeln, eine sich oft über den gesamten Unterschenkel ausbreitende Weichteilinfektion, die schließlich zur Blutvergiftung (Sepsis) führen kann. Besonders gefährdet sind stark übergewichtige Personen und vor allem übergewichtige Diabetiker mit schlechter Stoffwechselkontrolle. Medizinische Fußpflege durch gut ausgebildete Podologen ist für diese Patienten ebenso wichtig wie die Unterstützung des Diabetologen bei der Stoffwechseleinstellung.

Eingewachsene Fußnägel neigen zu Entzündungen

Nicht nur dort, wo Haut auf Haut liegt, ist die Entzündungsgefahr erhöht. Auch dort, wo das Harte auf das Weiche trifft, beim Kontakt der Zehen- und Fußnägel mit den umgebenden Weichteilen, kann es zu Miniverletzungen kommen, die das Eindringen von Bakterien erleichtern. Bei frühzeitigem Behandlungsbeginn lassen sich diese Entzündungen gut beherrschen. Die Abbildung zur Nagelbettentzündung finden Sie am Ende des Buches auf Farbtafel VIII.

Bei Fuß- und Nagelpilz und Nagelbettentzündungen wird die Behandlung oft lange verschleppt. Das liegt wohl daran, dass wir unsere Füße in festen Schuhen gut verpackt ihrem Dasein überlassen. So geraten die Füße und auch beginnende Krankheitszeichen leicht aus unserem Blickfeld. Für Nagelpilzerkrankungen gilt das ganz besonders, da sie keine Beschwerden verursachen.

Schwielen zeigen, wo es drückt

Vermehrte Hornhaut entsteht durch übermäßige mechanische Belastung der Haut. An den Händen kennen wir das nach ungewohnten Aktivitäten. An den Füßen zeigen Hornhautschwielen die Stellen, an denen es in der Folge von Fußdeformitäten zur Druckbelastung kommt. Diese Schwielen können vom medizinischen Fußpfleger behandelt werden. Wichtiger ist es aber, die Fußdeformität durch muskuläre Rekonditionierung in den Griff zu bekommen.

Risse im Hornpanzer: Gefahr für Infektionen

Sehr häufig entwickeln sich an den Fersen dicke Hornschichten (Hyperkeratosen). Diese Hornpanzer drücken unangenehm. In ihrer Umgebung kann es zu Blutergüssen kommen und zu tiefen, sehr schmerzhaften Rissen, die als Eintrittspforten für Krankheitserreger dienen. Wie zuvor beim Fußpilz geschildert, können eindringende Bakterien nicht nur lokale Infektionen verursachen. Auch gefährliche Weichteilinfektionen entstehen nicht selten aus scheinbar harmloser Ursache. Die Abbildung zu einer starken Verhornung finden Sie am Ende des Buches auf Farbtafel VIII.

Teil II: Gesundheit erhalten – Vorbeugen ist besser als heilen

1. Hygiene

Luft und Licht

Füße mögen frische Luft. Überall dort, wo keine Verletzungs- und Infektionsgefahr besteht, sollten Sie die Gelegenheit nutzen, barfuß zu laufen. In Schwimmbädern, in gemeinschaftlich genutzten Badezimmern oder auf Teppichböden in Hotelzimmern ist das allerdings keine gute Idee. Fußpilz wird vor allem über abgeschilferte Hornschuppen übertragen, und die finden Sie an den oben genannten Orten reichlich.

Infektionen vermeiden Sie mit gut belüfteten Schuhen, die nicht tagelang hintereinander getragen werden. Unerlässlich ist es, nach dem Duschen die Füße gut abzutrocknen – ganz besonders die Zehenzwischenräume. Ihre Socken sollten Sie täglich wechseln, und wenn Sie schon mit Fußpilz zu tun hatten, ist es sinnvoll, wenigstens zeitweise Socken und Handtücher bei mindestens 60 Grad zu waschen. Socken aus reiner Baumwolle sind besser geeignet als Socken aus synthetischen Materialien, weil Sie darin weniger schwitzen und Baumwolle höhere Waschtemperaturen verträgt. Socken aus Merinowolle halten die Füße besonders gut trocken, da Merinofasern im Vergleich zu ihrem Gewicht sehr viel Flüssigkeit aufnehmen können. Merinosocken können Sie nur im Wollwaschprogramm waschen, und deshalb eignen sie sich erst, wenn der Fußpilz bereits abgeheilt ist.

Viel barfuß zu gehen ist auch sinnvoll, aber bitte erst, wenn die Ansteckungsgefahr vorüber ist. Davon können Sie erst nach Abheilen der befallenen Hautstellen sicher ausgehen. Nur wenn Sie häufig von Fußpilz geplagt sind, empfehle ich zusätzlich die Desinfektion der Schuhe mit einem geeigneten Mittel.

2. Schuheinlagen

Es gibt komplexe und schwer zu behandelnde Fußdeformitäten. Sie sind teils angeboren, teils durch jahrzehntelange Fehlbeanspruchung entstanden und gehören in die Hand spezialisierter und erfahrener Orthopäden. Diese Störungen bilden sich durch einfache Maßnahmen nicht zurück, und mit unsinnigen Therapieversuchen würde man die Geduld der betroffenen Patienten unnötig strapazieren. Im Folgenden beschränke ich mich deshalb auf die mit einfachen Mitteln korrigierbaren Fußfehlformen. Und natürlich steht primäre Prävention im Vordergrund, sodass es erst gar nicht zu krankhaften Fehlstellungen kommt.

Stützende Einlagen

Was ist besser? Bei Fußschmerzen effektiv schmerzlindernde Einlagen zu tragen oder Schmerzen auszuhalten, weil Einlagen »ungesund« sind? Die Antwort auf diese Frage ist klar, aber banal ist sie nicht. Selbstverständlich ist es sinnvoll, bei Fußschmerzen Einlagen zu tragen, sofern die Schmerzen dadurch gelindert werden, zumal auf diese Weise auch Schmerzmittel eingespart werden. Kritisch werden stützende Einlagen erst nach dem Abklingen der Beschwerden, wenn sich also eine ganz andere Frage stellt: Was kann ich tun, um meine Füße zukünftig gesund und schmerzfrei zu halten?

Stabilisierende Kniegelenkorthesen werden nach Heilung einer Verletzung so rasch wie möglich abgelegt. Nicht anders nach einer Sprunggelenkverletzung: Wenn die Schmerzen vorbei sind und die Schwellung gut rückläufig ist, wird das Gelenk allenfalls noch wenige Wochen mit einem funktionellen Verband (Taping) vor weiterem Umknicken geschützt. Spätestens dann beginnt die funktionelle Rehabilitation mit dem Ziel, die Muskeln des Sprunggelenks so gut zu kräftigen, dass Umknicken verhindert wird und drohende Stürze und Verletzungen ausbleiben.

Ich finde keine Antwort auf die Frage, warum wir mit stützenden Einlagen anders umgehen als mit den oben genannten Orthesen.

Stützende Einlagen sind Orthesen. Sie korrigieren passiv die Fußfehlform und können dadurch eine schmerzverursachende Fehlbelastung des Fußes abmildern. Nach Beschwerdelinderung ist das Behandlungsziel erreicht, und es muss neu überlegt werden, wie dem Fuß am besten geholfen werden kann.

Funktionelle Schuheinlagen

Propriozeptive, aktive oder sensomotorische Einlagen sind Synonyme für Einlagen, die das Fußgewölbe nicht stützen, sondern über sensorische Impulse aus der Haut die Füße aktivieren und darüber hinaus die Körperhaltung verbessern sollen. Voraussetzungen für den sinnvollen Einsatz solcher Einlagen sind aus manualtherapeutischer Sicht die Korrektur von Beckenfehlstellungen durch Blockaden des Iliosakralgelenks und die Beseitigung der häufigen Fußblockaden. Nach meiner Erfahrung werden diese zwingenden Bedingungen selten erfüllt. Die sensomotorischen Einlagen werden dann auf die krankhafte Fehlhaltung optimiert statt auf die erwünschte, funktionell ungestörte Haltung des Stütz- und Bewegungsapparats. Ich halte das für einen Kardinalfehler, der das Konzept der sensomotorischen Einlagenversorgung ad absurdum führt. Was den Nutzen dieser funktionellen Einlagen betrifft, komme ich bisher zu keiner klaren Einschätzung. Jedenfalls richten sie keinen Schaden an, und die Nutzenanalyse bleibt dem Patienten überlassen.

3. Fitness für die Füße

Übliche Fußgymnastik: Eine magere Bilanz

Die übliche Fußgymnastik bleibt weit hinter den Erwartungen zurück – nach meiner Erfahrung bringt sie fast nichts. Dazu gehören Empfehlungen wie die, ein auf dem Boden liegendes Handtuch mit den Zehen zu sich heranzuziehen, einen Tennisball mit den Füßen wie mit einer Hand zu umgreifen oder während des Zähneputzens auf den Zehen zu balancieren. Im Zweifelsfall sind dann eher die

Zähne schlecht geputzt, als dass die Füße einen echten Trainingsreiz abbekommen hätten. Nach Larsen haben diese simplen Übungen nicht nur keinen Effekt, sondern sind sogar schädlich, da sie nur die oberflächlichen Zehenbeuger trainieren.

Spiraldynamik® – Der Goldstandard

Dr. Christian Larsen, ein Schweizer Arzt, hat eine Methode zur Rehabilitation selbst stark dekonditionierter Füße entwickelt, die zu sehr guten Erfolgen führt. Nicht nur therapeutisch, auch in der Vorbeugung hat sich Spiraldynamik® bewährt. Sie wird von spezialisierten Therapeuten angewandt. Der Zeitaufwand für die häuslichen Übungen ist beträchtlich, führt aber bei konsequenter Anwendung zu eindrucksvollen Verbesserungen von Fußfehlstellungen. Sogar bei leichten und mittelschweren Formen des Hallux valgus kann Spiraldynamik® nachweislich eine Korrektur herbeiführen. Wenn diese Methode vorbeugend oder bei leichten Fußdeformitäten eingesetzt wird, kann die Anleitung durch das von Larsen herausgegebene Sachbuch[19] ausreichend sein. Bei fortgeschrittenen Deformitäten empfehle ich unbedingt fachliche Anleitung durch geschulte Therapeuten.

Die Treppe als Trainingsparcours

Fitnesstraining kostet Zeit und Geld. Sie werden dieser Behauptung sicher zustimmen. In Bezug auf das Training Ihrer Füße und sogar wichtiger Hüft- und Beinmuskeln werde ich Sie vom Gegenteil überzeugen. Wenn Sie nicht gerade ebenerdig in einem Bungalow wohnen, haben Sie Ihr Fitnesszentrum nämlich zu Hause. Es ist Ihr Treppenhaus.

19 Larsen, Christian, Miescher, Bea: Spiraldynamik® – schmerzfrei und beweglich, Stuttgart 2020.

Ich empfehle Ihnen drei- bis viermal pro Woche ein Übungsprogramm von *Professor Froböse,* dem Leiter der Sporthochschule Köln. Sie brauchen dafür wenigstens 20 Treppenstufen.
Als Anfänger gehen Sie einfach dreimal hintereinander zügig und ohne Pausen die Stufen rauf und wieder runter. Nach 3–4 Wochen sind Sie fit für höhere Anforderungen. Jetzt laufen Sie in Ihrem Tempo die Stufen rauf und wieder runter und wiederholen auch diese Übung möglichst ohne Pausen dreimal hintereinander. Nach weiteren 3–4 Wochen intensivieren Sie das Programm. Jetzt laufen Sie die Treppen mit federnden Schritten rauf und wieder runter.
Damit kommen Ihre Füße erst richtig zum Zug. Auf ideale Weise kombinieren Sie mit dieser einfachen Übung zwei wichtige Trainingsformen: Treppauf leisten Sie vor allem konzentrische Arbeit (die Muskeln verkürzen sich), treppab werden die Fußmuskeln und die Wadenmuskeln exzentrisch beansprucht (die Muskeln leisten Bremsarbeit). Und damit haben Sie das Ende der Fahnenstange noch nicht erreicht.
Die letzte Stufe dieser Übung wird Sie herausfordern. Sie nehmen jetzt jeweils zwei Stufen auf einmal, stoßen sich kraftvoll mit den Füßen ab und lassen für einen harmonischen Bewegungsablauf Ihre Arme mitschwingen. Das funktioniert aber nur, wenn Sie treppauf unterwegs sind. Treppab sollten Sie immer mit den Fußballen aufkommen und jeden Schritt dynamisch abfedern.

Es geht noch einfacher

Professor Gert-Peter Brüggemann[20] arbeitete als Experte für Biomechanik ab Ende der Neunzigerjahre als Forschungspartner von Nike. Eines Tages kam der Chef-Biomechaniker Jeff Pisciotta mit der

20 Professor Gert-Peter Brüggemann ist emeritierter Professor der Deutschen Sporthochschule Köln und war Leiter des Instituts für Biomechanik und Orthopädie.

Idee auf ihn zu, einen Schuh zu kreieren, der kein Schuh im klassischen Sinne sein dürfe, sondern dem Fuß das Gefühl geben solle, er sei barfuß unterwegs. Die Idee sei ihm gekommen, weil viele Trainer erzählten, dass sie in der Vorbereitungsphase ihre Läufer und Springer zur Kräftigung ihre Füße barfuß laufen ließen. Nike entwickelte daraufhin erste Prototypen mit einer flachen, flexiblen Sohle und dünnem und flexiblem Obermaterial – die ersten Vorläufer des späteren Erfolgsmodells Nike Free.

Als Wissenschaftler wollte Brüggemann herausfinden, was der Alltagsgebrauch dieser Minimalschuhe bewirkt. Zu diesem Zweck bekamen 100 Versuchspersonen die unausgereiften Prototypen und sollten darin 6 Monate lang ihren gesamten Alltag bewältigen. Sie sollten damit stehen, gehen und sitzen, durften diese ersten industriell gefertigten Minimalschuhe aber explizit nicht für sportliche Aktivitäten nutzen.

Die Auswertung der Ergebnisse übertraf alle Erwartungen: Die Füße waren rund 20 Prozent kräftiger, und das Muskelvolumen der langen Zehenbeuger hatte um 10 Prozent zugenommen. Die Sportler beklagten in einem Beobachtungszeitraum von mehr als 12 Monaten deutlich weniger Verletzungen, auch wenn sie längst wieder andere Schuhe trugen.

Brüggemann hat dem Schweizer Magazin für Fitness, Lauf- und Ausdauersport, Fit for Life, ein Interview gegeben, auf das ich mich im Folgenden beziehe und aus dem ich einige Zeilen wörtlich zitiere. Mit diesem Experiment sei ihm erst bewusst geworden, wie wichtig die kleinen Fußmuskeln für die Fußgesundheit sind, die normalerweise beim Gehen und Laufen mit traditionellen Schuhen kaum benutzt werden.

Im weiteren Verlauf des Interviews berichtet Brüggemann von einem »regelrechten Boom«, den die Markteinführung des Nike Free auslöste. Dieser Minimalschuh war ursprünglich als »Kräftigungsschuh« entwickelt worden, und so (als Trainingsschuh) sollte er nach Ansicht der Experten auch eingesetzt werden. Mit dem Erfolg des neuen Produkts änderte Nike allerdings rasch die Marketingstrategie: Der Nike Free wurde jetzt als Laufschuh beworben – mit zum Teil üblen Folgen. Denn viele Athleten überforderten ihre an übliche Sportschuhe gewöhnten Füße durch den plötzlichen Wechsel auf Minimalschuhe.

Dieser groß angelegte und wissenschaftlich gut dokumentierte Versuch belegt auf der einen Seite die fatalen Auswirkungen konventioneller Schuhe und zeigt auf der anderen Seite, wie einfach es ist, schlappe Füße wieder in Form zu bringen: Nur durch das Tragen erster Prototypen von Minimalschuhen im Alltag wurden die untrainierten Füße signifikant kräftiger – ohne Krafttraining und ohne Sport.

Eine logische Konsequenz daraus spricht Brüggemann in seinem Interview leider nicht aus: Wenn es so einfach ist, unsere Füße stark und fit zu halten, sollten Minimalschuhe die konventionellen Alltagsschuhe ersetzen. Ausgenommen sind gesellschaftliche Anlässe, bei denen es mehr auf die Performance als auf die Gesundheit ankommt.

Unabhängig von den an der Sporthochschule Köln und im Nike Forschungscampus in Portland (USA) gewonnenen Ergebnissen sind die Risiken, die das Tragen konventioneller Schuhe bedeutet, wissenschaftlich[21] ebenso gut belegt wie die funktionellen Verbesserungen der Füße durch regelmäßiges Tragen von Minimalschuhen. Einfluss auf die Entwicklungsabteilungen der Schuhfabrikanten haben diese Erkenntnisse aber nicht. Je dicker und steifer die Sohlen, je höher die Absätze, je enger die Box, in der die Zehen Platz finden sollen – umso größer der Erfolg auf dem Marktplatz der Eitelkeiten.

21 Holowka, Nicholas B., Wallace, Ian J., Liebermann, Daniel E.: »Foot strength and stiffness are related to footwear use in a comparison of minimally- vs. conventionally-shod populations«, https://www.researchgate.net/publication/323427216_Foot_strength_and_stiffness_are_related_to_footwear_use_in_a_comparison_of_minimally-_vs_conventionally-shod_populations, online veröffentlicht am 27. Februar 2018.

4. Minimalschuhe – Hype oder Chance

Aus eigener Erfahrung

Seit über 10 Jahren sind meine Frau und ich fast ausschließlich in Minimalschuhen unterwegs. Wir haben langsam damit angefangen, haben unseren Radius immer mehr erweitert, bis wir schließlich keine guten Gründe mehr fanden, konventionelle Schuhe zu tragen. Jetzt sind wir sogar in den Bergen und auf Fernwanderwegen mit Barfußschuhen unterwegs – und das zu unserer und unserer Füße größten Freude. Nichts tut mehr weh, und wir spüren regelrecht die Kraft, die in unseren Füßen steckt. Sollte uns doch einmal eine Verletzung widerfahren, werden wir uns schwertun mit einer Rechtfertigung, warum wir so »unvernünftig« sind, uns mit »völlig ungeeignetem« Schuhwerk in den Bergen herumzutreiben. So ist das mit dem Kulturwandel: Fakten schaffen Normen, und ist die Norm – der steife, grundsolide Bergschuh mit einer Sohle, die fast von allein abrollt – einmal geschaffen, werden wir sie nicht wieder los. Bevor Sie uns nacheifern, lesen Sie dieses Kapitel bitte zu Ende.

Barfuß laufen – Fußdruckanalysen im Vergleich

Seit mehr als 10 Jahren arbeite ich in meiner Praxis für Rücken- und Gelenkleiden[22] intensiv mit Dr. Rieken, dem Leiter des Bewegungslabors in der Klinik für Orthopädie und Unfallchirurgie im RoMed-Klinikum Rosenheim, zusammen. Seit einigen Jahren beziehen wir Patienten mit Fußbeschwerden in unsere gemeinsame Arbeit ein, und ich möchte Ihnen in diesem Zusammenhang von einer eigenen Erfahrung berichten: 2013 wurden meine Füße in dem von Dr. Rieken geleiteten Bewegungslabor mithilfe einer Fußdruckanalyse (Pedobarografie) untersucht. Ein nennenswerter Befund wurde damals

22 Die Praxis habe ich zum 1. Mai 2022 an meinen Nachfolger Dr. Hans-Jörg Hauser übergeben. Er ist ebenfalls spezialisiert auf Manuelle Medizin (Chirotherapie) und hat mit mir zusammen die Weiterbildung für funktionelle Diagnostik und Therapie der Füße bei René Somers in Amsterdam absolviert.

nicht erhoben. 7 Jahre später und nach Hunderten von Kilometern in Barfußschuhen haben wir die Untersuchung wiederholt: Dr. Ditto Joseph, ein indischer Arzt, reagierte wie elektrisiert: »Das ist der Fuß eines Barfußläufers«, war sein Kommentar, und er zeigte mir zum Vergleich die Pedografie eines 40-jährigen Mannes, der jahrzehntelang sogar beim Fußballspielen barfuß gelaufen war. Mein Fuß hatte sich in diesen 7 Jahren grundlegend verwandelt. Er zeigte ein Abrollverhalten, wie wir es bei Angehörigen von Naturvölkern erwarten würden. Wissenschaftlich ist diese Einzelerfahrung wertlos. Für mich bedeutet sie viel. Auf den Farbtafeln IV–VII können Sie die positiven Veränderungen der Fußdruckanalysen nachvollziehen.

Naturvölker

Es gibt nicht den einen »richtigen« Gang. Zum einen liegt das daran, dass wir Menschen unterschiedlich gebaut sind, und diese Unterschiede wirken sich auf die Art und Weise aus, wie wir gehen. Interessant sind Unterschiede, die sich zwischen Sammlern und Jägern zeigen: Naturmenschen, die bei ihrer Nahrungsbeschaffung überwiegend gehend unterwegs sind, treten eher mittelfußbetont auf, während Jäger, die viel öfter laufen, um ihre Beute zu erlegen, ihren ersten Bodenkontakt meist mit den Fußballen haben.

Marco Hagen[23], ein Sportwissenschaftler der Universität Duisburg-Essen, berichtet von einer Studie, in der US-amerikanische College-Studierende mit westafrikanischen Menschen verglichen wurden, die sich zeitlebens barfuß fortbewegt hatten. Die Ergebnisse der Gang- und Laufanalysen zeigten den viel stärkeren Einsatz der Füße der Westafrikaner als effektive Stoßdämpfer – ein weiterer Beleg für die schädlichen Auswirkungen konventioneller Schuhe auf die Funktion der Füße.

23 Hagen, Marco: »Die Biomechanik des Fußes als Vorbild für eine anatomisch-funktionelle Krafttrainingsmaschine«, https://duepublico2.uni-due.de/servlets/MCRFileNodeServlet/duepublico_derivate_00070448/Hagen_Biomechanik_des_Fusses.pdf, März 2014.

Die Wege der Menschenaffen und der ersten Spezies der Gattung Homo haben sich nach den Erkenntnissen der Evolutionsbiologie[24] vor 6–7 Millionen Jahren getrennt. Nachgewiesen ist der aufrechte Gang der Vormenschen seit 3,8 Millionen Jahren. So viel Zeit hatten unsere Urahnen und seit rund 200 000 Jahren unsere Spezies (Homo sapiens), um die Füße für den aufrechten Gang zu optimieren. Die sprichwörtlichen »Jesuslatschen« belegen die vorwiegende Nutzung von Minimalschuhen in Form von Sandalen bis zum Beginn unserer Zeitrechnung. Nach aktuellem Forschungsstand dürfen wir vom Gebrauch von Minimalschuhen (Sandalen und Mokassins) seit der letzten Eiszeit vor ca. 10 000 Jahren ausgehen. Dieser Zeitraum mag ausgereicht haben, dass wir uns im Sinne der Evolution an diese Art von Schuhbekleidung anpassen konnten. Evolutionsbiologisch sind die wenigen Hundert Jahre, die wir unsere Füße in enges Schuhwerk zwängen, nicht einmal ein Wimpernschlag. An »moderne« Schuhe sind wir biologisch nicht angepasst.

Barfuß in der zivilisierten Welt

Einer meiner Patienten hat es 2 Jahre lang versucht: Bei jedem Wetter, sogar im Winter (wenn es nicht zu kalt war), hat er seinen Alltag komplett barfuß bewältigt. Als Zahnarzt musste er aus hygienischen Gründen in seiner Praxis Schuhe tragen. Sonst gab es aber keine Kompromisse. Nach diesen 2 Jahren hat er kapituliert. Wind und Wetter, kalte, harte Böden, ständige Verletzungsgefahr und nicht zuletzt kulturelle Anforderungen haben ihn zum Einlenken bewegt. Barfußgehen funktioniert offenbar nicht in unserer Zivilisation.

Die Kneippvereine empfehlen, morgens im feuchten Gras barfuß zu gehen. Das ist sicher eine gute Idee, aber reichen diese und ähnliche Aktivitäten aus, um unsere Füße aus ihrer Not zu retten? Ganz bestimmt nicht, und für diese Behauptung gibt es eine klare trainingswissenschaftliche Begründung: Nur ein überschwelliger

24 Liebermann, Daniel: The Story Of The Human Body, München 2014, Seite 29.

Trainingsreiz ist wirksam! Muskulatur reagiert auf alltägliche (unterschwellige) Benutzung allenfalls im Sinne eines Erhaltungsreizes. Nur wenn wir unsere Muskeln durch Training oder durch Aktivitäten des täglichen Lebens (ATL[25]) tief ermüden, erfahren sie einen trainingswirksamen Reiz. Zuerst optimiert der Organismus das Zusammenspiel zwischen den Nerven und den Muskeln. Fordern wir die Muskeln immer wieder bis an die Grenzen ihrer Leistungsfähigkeit, steigt mit der Zeit auch ihre Masse und die Kraft nimmt zu.

Kinder mögen keine Schuhe. Sie haben sich das natürliche »Barfußgefühl« erhalten, das wir ihnen nicht rauben sollten. Die Devise für gesunde Kinderfüße lautet: So viel barfuß gehen wie möglich (auch wenn die Socken Löcher bekommen) und so selten Schuhe tragen wie möglich. Kinderschuhe sollten dünne, flexible Sohlen ohne Absatz haben, und auch für Kinder gibt es Barfußschuhe.

Sport mit Barfußschuhen

Überall lesen Sie Warnungen, es mit Barfußschuhen ja nicht zu übertreiben. Auch der bereits zitierte Experte Professor Brüggemann warnt eindrücklich davor, den nächsten Marathon ohne ausreichende Vorbereitung mit Minimalschuhen zu bestreiten. Dieser Warnung schließe ich mich an. Jahrzehntelange »Schonung« durch konventionelle Alltags- und Sportschuhe zieht selbst bei aktiven Sportlern eine massive Dekonditionierung der Füße nach sich. Nicht nur die Muskeln sind davon betroffen, besonders an den Füßen leiden auch die für die Stabilisierung wichtigen Bänder und Gelenkkapseln. Diese Bindegewebsstrukturen benötigen sehr viel mehr Zeit für die Rekonditionierung als Muskeln.

Schon für längere Wanderungen sollten Ihre Füße vorher monatelang an die erhöhte strukturelle und funktionelle Beanspruchung durch Barfußschuhe gewöhnt sein. Und bis Sie sich mit diesen Schuhen in die Berge wagen, sollten Sie einige Jahre regelmäßig und auch

25 Im wissenschaftlichen Sprachgebrauch werden Aktivitäten des täglichen Lebens (ATL; englisch: ADL = activities of daily living) von Training oder Sport abgegrenzt.

über längere Strecken das Barfußgehen wieder erlernt haben. Präzise Angaben kann ich dazu nicht machen. Am besten, Sie hören auf ihren Körper.

Solide Bergschuhe, die »gewohnten« Laufschuhe und Minimalschuhe – je nachdem, was Sie gerade vorhaben – abwechselnd zu tragen, stellt keinen Widerspruch dar. Vor allem am Anfang Ihrer »Barfußschuhkarriere« dürfen Sie Ihre Füße nicht überfordern. In dieser Phase sind Minimalschuhe Trainingsgeräte, und selbst wenn Sie regelmäßig damit unterwegs sind, wird es lange dauern, bis Sie sich an größere Bergtouren oder längere Laufstrecken wagen sollten. Und bei vielen Sportlern werden diese unterschiedlichen Schuhe auch langfristig nebeneinander zum Einsatz kommen.

Schwieriger einzuschätzen ist das Tragen von Barfußschuhen bei Ballsportarten wie Handball, Volleyball, Basketball. Einerseits ist das Verletzungsrisiko durch Umknicken in den Sprunggelenken in den ungewohnten Schuhen hoch, andererseits trainieren Minimalschuhe durch die hohe Beanspruchung der Muskulatur und langfristig auch der Bindegewebsstrukturen die stabilisierenden Kräfte. Auch für diese Sportarten gilt die Empfehlung, Minimalschuhe erst nach langer Eingewöhnungszeit zu benutzen. Fürs Reiten und Fußballspielen sind Barfußschuhe definitiv nicht geeignet, da sie keinerlei passiven Schutz bieten.

5. Kieser Training – Nicht nur für die Füße

Werner Kieser – Pionier, Unternehmer, Erfinder, Philosoph

Werner Kieser ist in der Fitnessindustrie nicht nur einer unter vielen. Früh erkannte er die Bedeutung der Muskulatur nicht nur für Kraft,

Leistungsfähigkeit, gute Haltung und Schönheit eines gut trainierten Körpers. Sehr früh, noch bevor in Europa die ersten Fitnessstudios eröffneten, erfasste er auch die zentrale Bedeutung der Muskulatur für Gesundheit und Lebenskraft.

Seine ersten Trainingsgeräte schweißte er aus Material vom Schrottplatz selbst zusammen. Bald merkte er, dass ihm Arthur Jones, der Erfinder der legendären Nautilus-Geräte, weit voraus war. Daraufhin suchte er den Kontakt zu Arthur Jones und zu Michael Pollock, dem wissenschaftlich über die Grenzen seines Fachbereichs hinaus anerkannten damaligen Leiter des Center for Exercise Sciences an der Universität von Florida. Pollock war zugleich langjähriger Präsident des American College of Sports Medicine und wird immer noch als die »Lichtgestalt« in der US-amerikanischen Sportmedizin verehrt.

In enger Kooperation mit Arthur Jones und Michael Pollock entwickelte Werner Kieser seine auf Effektivität und Effizienz ausgerichtete Trainingslehre, und er wurde Importeur der damals wohl besten Trainingsmaschinen. Inzwischen besitzt die Kieser Training AG sämtliche Patente für die Trainingsmaschinen und entwickelt und produziert die Geräte in eigener Regie. Die Bedeutung von Werner Kieser als Pionier, Unternehmer, Erfinder und Philosoph rechtfertigt es aus meiner ärztlichen Sicht, ihn und sein erfolgreiches Unternehmen herauszuheben aus der grellbunten Landschaft der Fitnessbetriebe.

In Zusammenarbeit mit seiner Frau Dr. Gabriela Kieser integrierte er die Medizinische Kräftigungstherapie in sein präventiv ausgerichtetes Gesundheitsorientiertes Krafttraining. Die Medizinische Kräftigungstherapie richtet sich an Patienten mit schweren Rückenleiden und erzielt bei sorgfältiger Anwendung eindrucksvolle Ergebnisse.

Unbemerkt von seiner Umgebung absolvierte Werner Kieser in den USA ein Masterstudium der Philosophie. Er war ein Mensch, der immer über den Tellerrand des Alltagsgeschehens hinausblickte. Für mich war er ein wichtiger und stets streitbarer Gesprächspartner, der meinen Weg als Arzt und mein Verständnis für die Trainingsmedizin maßgeblich beeinflusst hat.

Kieser Training bietet »Gesundheitsorientiertes Krafttraining« an und ist im deutschsprachigen Raum und in Australien mit mehr als 130 Studios präsent. Im Unterschied zu den meisten Fitnessstudios legt Kieser Training großen Wert auf eine wissenschaftlich fundierte Trainingslehre und auf Trainingsmaschinen, die sich streng an der funktionellen Anatomie des Körpers und an wissenschaftlich etablierten biomechanischen Grundsätzen ausrichten. Für diese Zwecke betreibt Kieser Training eine eigene Forschungsabteilung (FAKT – Forschungsabteilung Kieser Training) und eine eigene Abteilung für die Entwicklung der Trainingsmaschinen.

Kieser für die Füße

Nur unter diesen Voraussetzungen konnte es zur Entwicklung der seit 2011 in den Studios verfügbaren Trainingsmaschinen B3 und B4 für die Füße kommen. Bis dahin gab es – auch in den Kieser Studios – nur Übungen für Beugung und Streckung in den oberen Sprunggelenken. Die isolierten Beuger und Strecker tragen jedoch wenig zur Stabilisierung der Sprunggelenke bei, und so konnten zum Beispiel Sportler mit instabilen Sprunggelenken nach den sehr häufigen Außenbandverletzungen die gewünschte Stabilität kaum wiedererlangen.

Für jede Bewegungsrichtung eine Übung

In Zusammenarbeit mit Marco Hagen, dem hier bereits erwähnten Sportwissenschaftler der Universität Duisburg-Essen, gelang in einem Entwicklungszeitraum von April 2005 bis November 2011 die Konstruktion der ersten Trainingsmaschinen mit einer Bewegungsführung im dreidimensionalen Raum: An der B3 trainieren die Probanden das vollständige Heben des Fußaußenrands (Pronation), an der B4 das vollständige Heben des Fußinnenrands (Supination).

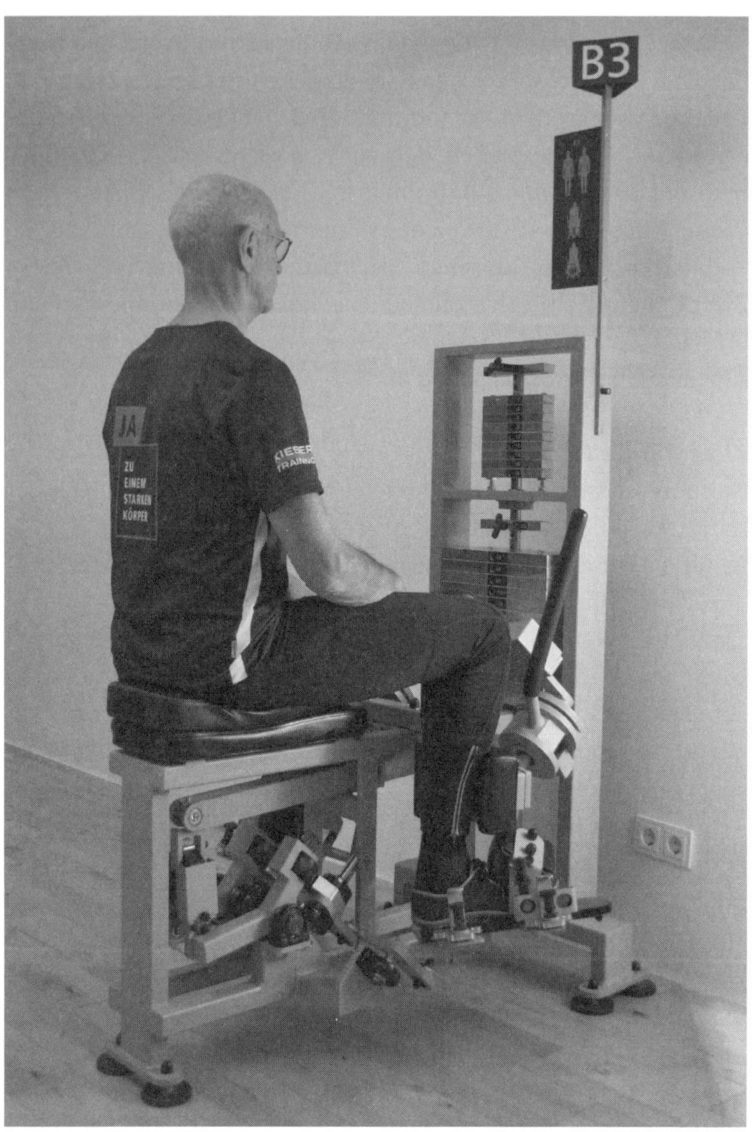

Die Übung Pronation (B3) kräftigt den kurzen und den langen Wadenbeinmuskel (M. peroneus brevis und longus) und damit die Muskeln für das Anheben des Fußaußenrands sowie den vorderen Schienbeinmuskel (M. tibialis anterior) und die langen Zehenstrecker. Der lange Wadenbeinmuskel unterstützt zusammen mit dem vorderen Schienbeinmuskel das Fußgewölbe (»Steigbügel«), sichert den Bodenkontakt der Großzehe beim Gehen und Laufen und wirkt der Spreizfußentwicklung entgegen.

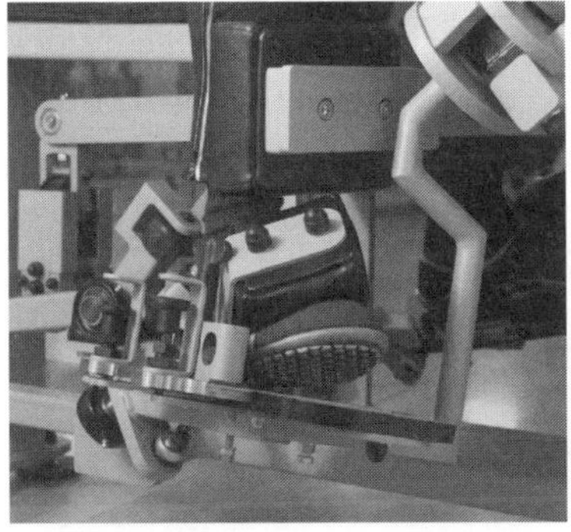

Die Pronation an B3.

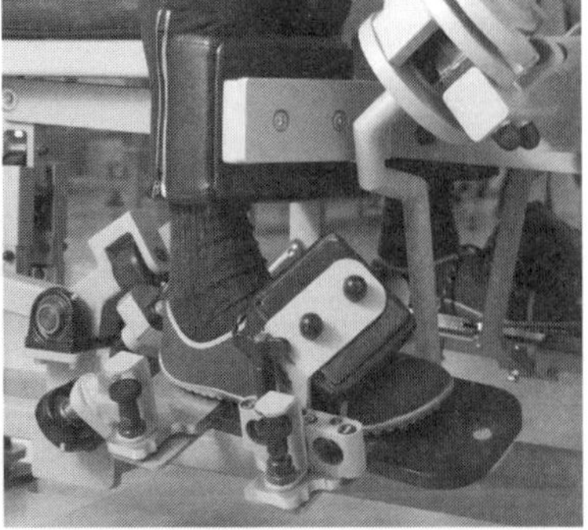

Die Supination an B4.

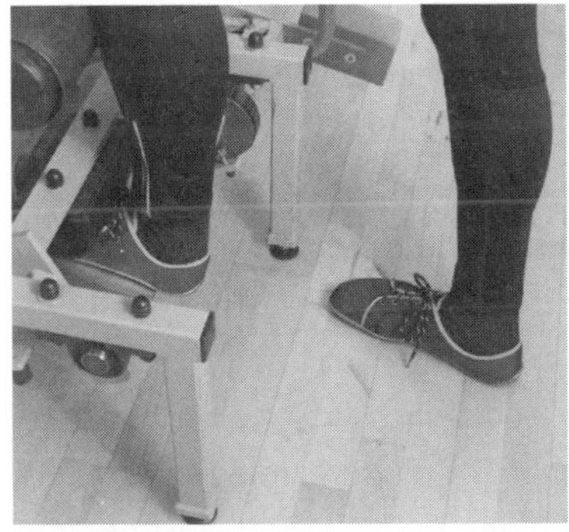

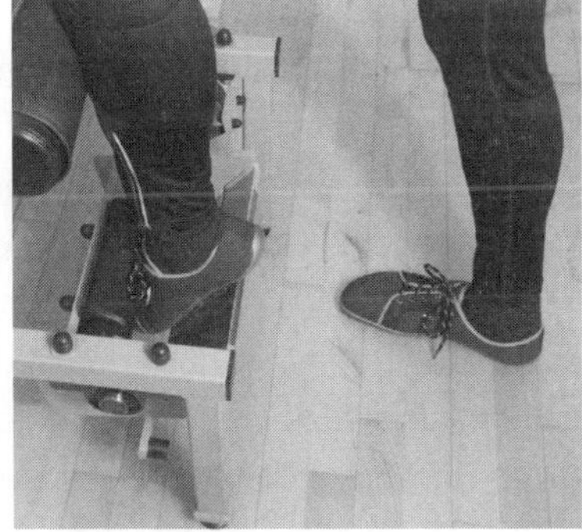

Diese Abbildungen zeigen die Übungen »Fußheben« und »Fußsenken« an B8 zur Kräftigung des vorderen Schienbeinmuskels (M. tibialis anterior).

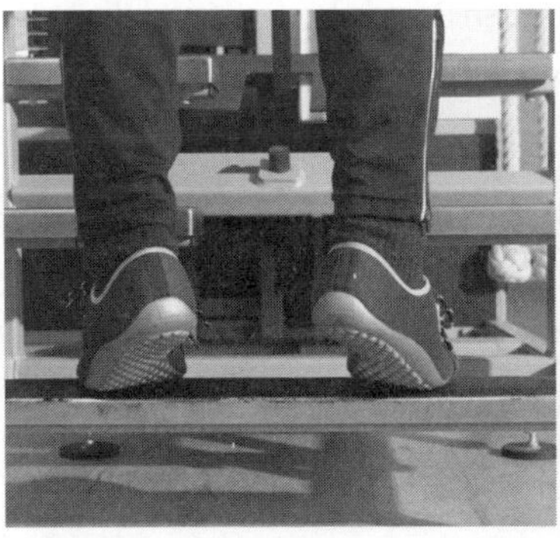

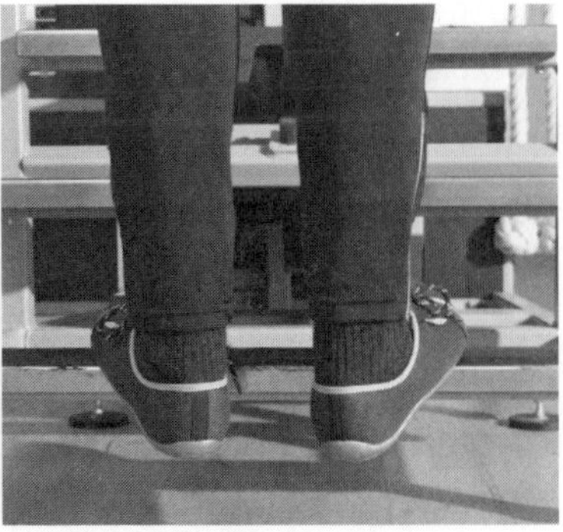

Fußheben und Fußsenken an J1 zielt auf die Kräftigung der Wadenmuskeln und auf die Dehnung von Muskel, Achillessehne und Plantarfaszie.

Diese Innovationen ermöglichen erstmals in der Geschichte des Krafttrainings ein effektives Training der Muskeln zur Stabilisierung der Sprunggelenke. Über diesen Erfolg hinaus konnte Marco Hagen die Verbesserung der Gleichgewichtsfähigkeit in wissenschaftlichen Studien[26] und in seiner Dissertation[27] nachweisen.

Außerdem spielt die Übung Pronation (B3) eine besondere Rolle in der Prävention von Spreizfuß und Hallux valgus: Der mit dieser Übung effektiv gestärkte lange Wadenbeinmuskel (M. peroneus longus) sichert den für den menschlichen Gang unerlässlichen Kontakt der Großzehe zum Boden. Zusätzlich wirkt dieser Muskel der für die Entwicklung des Hallux valgus typischen Abweichung des ersten Mittelfußknochens nach innen und damit dem Spreizfuß entgegen.

Diese Übungen sind für inaktive Menschen mit einem sitzenden Lebensstil ebenso wichtig wie für aktive Sportler, die mit einem erhöhten Risiko von Sprunggelenkverletzungen konfrontiert sind. Menschen aller Altersgruppen, von jungen Sportlern bis zu hochbetagten Senioren mit einem inaktiven Lebensstil, profitieren nachhaltig von einer guten muskulären Stabilisierung ihrer Sprunggelenke. Viele Stürze und viele der bedrohlichen Schenkelhalsfrakturen im Alter könnten durch dieses Training vermieden werden. Und nicht zuletzt fördern diese Übungen mit einer überraschenden Vielfalt gezielter Wirkungen die Fußgesundheit.

Im Jahr 2012 wurde der Kieser Training AG für die Entwicklung der beiden neuen Trainingsmaschinen für den Beckenboden[28] und die Fußmuskulatur der »Fitness Tribune Award für Innovationen« verliehen.

---

26 Hagen, Marco, et al.: »Deep plantarflexor strength increase changes rearfoot motion in shod running«, zweiter i-FAB Congress, Seattle, USA, PLoSOne, 2010, und »Effects of high resistance shank muscle strength training on foot behavior during a sudden ankle supination«, PLoSOne, 2015.

27 Hagen, Marco: »Effekte eines funktionell-anatomischen Pronatoren-/Supinatorenkrafttrainings zur Stabilisation des Fußes«, Dissertation 2011, https://duepublico2.uni-due.de/receive/duepublico_mods_00025813.

28 Die Entwicklung der Beckenbodenmaschine A5 folgte auf die Erfindung eines völlig neuen biomechanischen Ansatzes durch ein Schweizer Physiotherapeutenteam.

Für umfassende Informationen über Kieser Training verweise ich auf mein Buch »Muskelkraft – eine starke Medizin« und auf die Bücher von Werner Kieser, deren Titel Sie am Ende des Buches im Literaturverzeichnis finden.

Haltung und aufrechter Gang

Krafttraining für die Füße sollte in ein ausgewogenes Ganzkörpertraining eingebettet sein. Eine kräftige, gut ausbalancierte Muskulatur ist eine der Voraussetzungen für eine gute Haltung und den sicheren Gang. Die Wirklichkeit des täglichen Lebens zeigt jedoch ein anderes Bild. Schon im Kindesalter sind Haltungsschwächen häufig und oft stark ausgeprägt. Die ubiquitäre Nutzung von Handys, Tablets und Notebooks in der Freizeit und im Berufsleben lässt das Entstehen einer gesunden, aufrechten Haltung kaum noch zu. Haltungsschwächen bis hin zu fixierten Haltungsfehlern haben epidemische Ausmaße erreicht. Da wir die einseitige und oft ungünstige körperliche Beanspruchung durch die geschilderten Veränderungen in der Arbeitswelt und im Freizeitverhalten kaum beeinflussen können, bleibt als Ausweg aus dieser Misere nur ein intensives und qualitativ hochwertiges Krafttraining, mit dem Ziel, die negativen Auswirkungen bestmöglich zu kompensieren.

Stabilität der Beinachsen

Die Streckmuskeln der Hüftgelenke und die Abspreizer der Beine in den Hüftgelenken (Abduktoren) neigen deutlich zur Abschwächung und sollten in jedem Trainingsprogramm einen Schwerpunkt bilden. Bei den Hüftstreckern (großer Gesäßmuskel) geht es neben der aufrechten Haltung auch darum, die statisch und dynamisch hochbelasteten Gelenke in ihrem gesamten Bewegungsumfang gleichmäßig und damit gelenkschonend zu beanspruchen. Eine weitere Aufgabe kommt dem großen Gesäßmuskel zu: Zusätzlich zur Hüftstreckung bewirken die Gesäßmuskeln am Ende der Streckung eine kräftige Außendrehung und stabilisieren auf diese Weise die Beinachsen. Die Kombination aus Streckung und Außendrehung wirkt dem Wegknicken der Kniegelenke nach innen entgegen. Die Stabilisierung der Beinachsen ist bei allen Sportarten mit häufigen, abrupten Richtungswechseln von Bedeutung und dient neben der Leistungssteigerung auch der Verletzungsprophylaxe.

Vom Training zur Therapie – Ein fließender Übergang

Vorbeugung im Sinne der Primär- und Tertiärprävention[29] ist die Königsdisziplin eines gesundheitsorientierten Krafttrainings. Aber auch bei der Therapie von Krankheiten am Stütz- und Bewegungsapparat bewährt sich die Kräftigungstherapie neben anderen therapeutischen Maßnahmen. Für mich als Arzt mit den Schwerpunkten Rücken- und Gelenkleiden ist Krafttraining zu einem unentbehrlichen Werkzeug geworden.

29 Primärprävention umfasst alle Maßnahmen, die geeignet sind, eine Krankheit zu verhindern, Tertiärprävention zielt auf Maßnahmen ab, die das Fortschreiten einer Krankheit verhindern.

Teil III: Zurück zur Gesundheit

1. Die Füße in der Praxis

Zeigt her eure Füße: Auspacken und pflegen!

Wann haben Sie Ihre Füße zuletzt genau angeschaut? Und wann hat zuletzt Ihr Arzt einen Blick auf Ihre Füße geworfen? Statt sorgfältig mit unseren Füßen umzugehen, denken wir wohl eher: Aus den Augen, aus dem Sinn. Die im zweiten Teil beschriebenen Fußkrankheiten sind häufig und nicht ungefährlich, weil schon kleinste Risse in der Haut die Eintrittspforte für gefährliche Krankheitserreger sein können. Deshalb sollten Sie wenigstens einmal pro Woche Ihre Füße genau anschauen. Ein beginnender Fußpilz ist ebenso leicht zu behandeln wie eine früh erkannte Verletzung. Ganz besonders gilt dies für Menschen mit »Zuckerkrankheit« (Diabetes Typ 1 und Typ 2), vor allem bei schlechter Einstellung des Zuckerstoffwechsels und langem Krankheitsverlauf. Anmerkungen zu den Komplikationen der diabetischen Fußerkrankung folgen am Ende des Buches.

Die für Diabetiker geltenden Regeln zur Fußpflege sind auch für gesunde Personen empfehlenswert:

- Sehen Sie sich Ihre Füße täglich, wenigstens aber einmal pro Woche, genau an und überprüfen sie auf Verletzungen und Druckstellen.
- Waschen Sie Ihre Füße täglich mit lauwarmem Wasser und trocknen Sie sie danach gut ab, insbesondere die Zehenzwischenräume. Auch kurze Fußbäder sind geeignet. Diese sollten aber nicht länger als 5 Minuten dauern, um die Haut nicht zu sehr aufzuweichen.

• Tägliche Hautpflege mit harnstoffhaltigen Cremes verhindert kleine Risse, die als Eintrittspforte für Krankheitserreger dienen. Verwenden Sie bei der Nagelpflege möglichst nur Feilen. Falls eine Nagelschere zum Einsatz kommt, sollten Verletzungen unbedingt vermieden werden.
• Täglich frische Baumwollsocken sind besser geeignet als synthetische Socken, da sie bei höheren Temperaturen gewaschen werden können. Diese Empfehlung ist bei aktuellen Pilzinfektionen wichtig.
• Tragen Sie bequeme, gut belüftete Schuhe und wechseln Sie diese regelmäßig, sodass sie nach Gebrauch trocknen können.
• Beim Barfußlaufen ist die Verletzungsgefahr erhöht und deshalb besondere Vorsicht geboten.
• Diabetiker sollten auf ungeschütztes Barfußlaufen ganz verzichten. Diese Empfehlung muss unbedingt beherzigt werden, wenn bereits eine Empfindungsstörung der Füße (sensible Polyneuropathie) vorliegt.

In der warmen Jahreszeit sind luftige Sandalen mit dünnen, flexiblen Sohlen zu empfehlen, aber auch in den viel gescholtenen Flipflops sind Ihre Füße vor vielen Fußkrankheiten besser geschützt als in modischen Sneakern oder Sportschuhen.

Einlagen – Kein Allheilmittel!

Einen grundsätzlichen Gedanken zur Versorgung der Füße mit Schuheinlagen haben Sie im zweiten Teil dieses Buchs kennengelernt. Jetzt geht es um die Frage, wer von stützenden Einlagen profitiert und wer sie besser vermeiden sollte.

Zu den häufigen Ursachen von Fußschmerzen gehört der dekompensierte Spreizfuß. »Dekompensiert« bedeutet in diesem Zusammenhang, dass das Zusammenspiel von Fußsohlenmuskeln und Plantarfaszie nicht mehr ausreicht, um die Mittelfußköpfchen vor

Überlastung zu schützen. Die Schmerzen konzentrieren sich auf die Mitte des Vorfußes und können von starken Entzündungsanzeichen mit Schwellung der Weichteile und Rötung der Haut begleitet sein. Neben vorübergehender Entlastung, kühlenden Zinkleimverbänden und entzündungshemmenden Schmerzmitteln spielen gut angepasste stützende Einlagen mit einer Querpelotte zur Aufrichtung des Quergewölbes eine wichtige Rolle für die Heilung.

Nach dem Abklingen der Beschwerden steht die Entscheidung an, wie es weitergeht: Muss die Einlagenversorgung fortgesetzt werden, um drohende Rückfälle abzuwenden? Oder sollte nicht vielmehr die Krankheitsursache beseitigt werden? Nach meiner Erfahrung wird diese Frage von den meisten Ärzten nicht einmal gestellt. Einmal verordnet, werden Einlagen in der Regel dauerhaft verschrieben und alle 2 Jahre erneuert. Nicht selten landen diese starren Fußorthesen allerdings im Schuhregal, weil die Menschen spüren, dass es den Füßen ohne Einlagen oft besser geht.

Sehr kritisch sehe ich die Einlagenversorgung bei **Knick-Senk-Spreizfüßen bei Kindern, Jugendlichen und jungen Erwachsenen.** In diesen Lebensphasen sollte die Rekonditionierung der Füße, also die entschiedene muskuläre Kräftigung, Vorrang haben. Spiraldynamik®, die »Treppe als Trainingsparcours« und der Alltagsgebrauch von Minimalschuhen bieten dafür hervorragende Gelegenheiten.

Schmerzen – Nur auf Nachfrage

Auf die allgemein gehaltene Frage nach Schmerzen erfährt der Arzt oft nur die halbe Wahrheit. Erst bei konkreter Nachfrage (»Haben Sie öfter Kreuzschmerzen?« oder »Tun Ihnen die Füße weh?«) kommen diese oft seit Jahren oder Jahrzehnten quälenden Beschwerden ins Bewusstsein und geben dann wertvolle Hinweise für die weitere Abklärung und Behandlung dieser Leiden. Dass sie beim Arztbesuch nicht angesprochen werden, liegt auch daran, dass zurückliegende Behandlungsversuche erfolglos blieben. Man nimmt die Schmerzen als unvermeidliche Alltagsrealität hin, schont sich, sucht Linderung durch Einlagen und bequeme Schuhe. Dieser Umgang mit

Fußbeschwerden ist weder sinnvoll noch nötig. Wenn der Arzt sowohl die degenerativen Befunde (Verschleiß) als auch die funktionellen Störungen (Blockierungen) erfasst und die richtigen Therapieentscheidungen trifft, sind gute Behandlungserfolge zu erwarten.

Physiotherapie

Nach meiner Erfahrung erzielen physiotherapeutische Behandlungen bei Fußbeschwerden nur durch spezialisierte Therapeuten zuverlässige Erfolge. Manuelle Therapie, Faszientherapie und Spiraldynamik® sollten im Mittelpunkt stehen, ebenso wie sorgfältig vermittelte Eigenübungen zur Rückfallprophylaxe bei Blockaden und zur langfristigen Linderung von Überlastungsbeschwerden der Plantarfaszien. Die tägliche Arbeit in der Praxis zeigt aber sehr deutlich, dass Eigenübungen nur dann in guter Qualität und ausreichend häufig und lange genug durchgeführt werden, wenn die Übungen mit Nachdruck eingefordert und regelmäßig kontrolliert werden. Diesen Forderungen steht der weitverbreitete Patientenwunsch entgegen, der Therapeut möge die Füße ohne ihr eigenes Zutun »reparieren«.

Warten auf die Operation?

Abgesehen von Unfallverletzungen und ausgeprägten angeborenen oder erworbenen Fußdeformitäten sind Operationen an den Füßen selten erforderlich. **Schwerste Arthrosen,** begleitet von schmerzhaften Entzündungen, können als Ultima Ratio eine Indikation für eine Versteifungsoperation sein. Diese Operation ist gerechtfertigt, wenn vorher alle Möglichkeiten der konservativen Behandlung ausgeschöpft wurden. Eine Versteifung der Sprunggelenke zieht eine erhebliche Gangstörung nach sich und beeinträchtigt den Aktionsradius und die Lebensqualität.

Auch bei einem **Morton-Neurom,** einer Nervengeschwulst zwischen dem dritten und vierten Mittelfußknochen, kann sich die Frage nach einer operativen Entfernung der Geschwulst stellen. Der gewünschte Behandlungserfolg ist allerdings unsicher, und deshalb sollten zunächst andere Möglichkeiten ausgeschöpft werden.

2. Vom Befund zur Diagnose

So steht und geht der Mensch

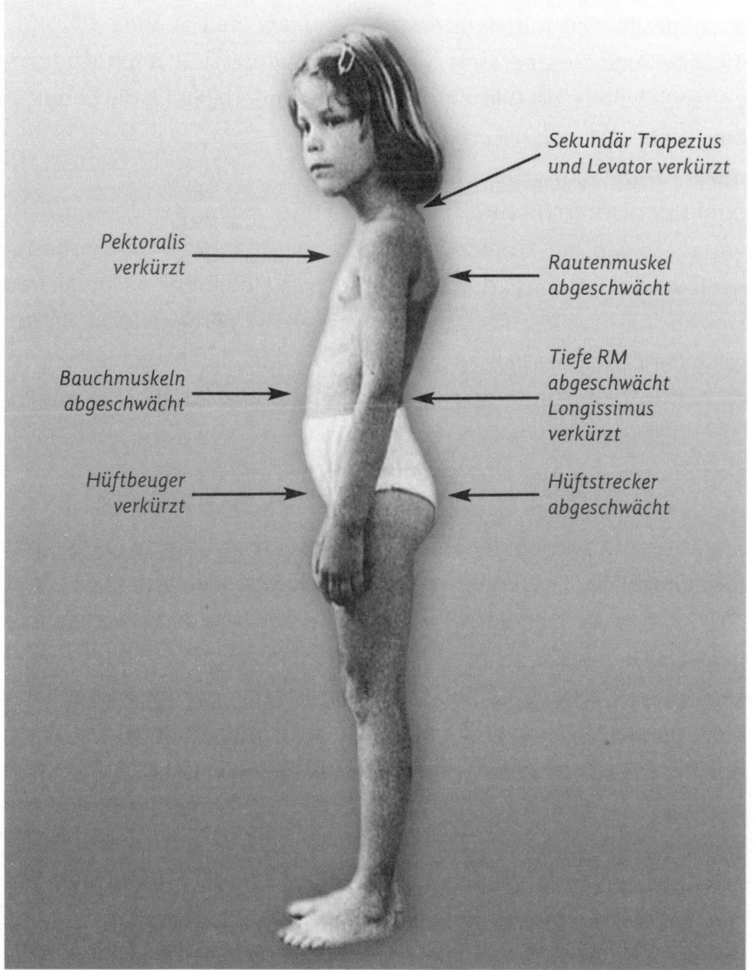

***Dieser haltungsschwache Hohl-Rundrücken** ist kein Schönheitsfehler. Vielmehr bietet er die Basis für spätere Rücken- und Gelenkleiden. Primär entstehen infolge zu geringer körperlicher Beanspruchung Abschwächungen der Streckmuskulatur. Erst in der Folge und über Jahre hinweg bilden sich teils extremen Verkürzungen aus und fixieren die Fehlhaltung.*

Voraussetzung für eine gute Haltung sind starke Gesäßmuskeln, eine gut trainierte Beckenboden- und Rumpfmuskulatur sowie kräftige Muskeln für die Aufrichtung des Schultergürtels. Die Tendenz zu Muskelverkürzungen ist unter diesen Voraussetzungen geringer ausgeprägt. Die mit dem ersten Schuljahr beginnende sitzende Tätigkeit und die Überstreckung der Halswirbelsäule mit hochgezogenen Schultern bei Bildschirmarbeit verhindern häufig die Entwicklung einer optimalen Körperhaltung.

Der Körperschwerpunkt sollte beim aufrechten Stehen im Mittelpunkt der Unterstützungsfläche der Füße liegen. Bei Übergewicht verlagert sich mit zunehmendem Bauchumfang der Schwerpunkt nach vorne und muss durch ein stärkeres Hohlkreuz ausgeglichen werden. Durch diese Feststellung werden die Wirbelgelenke im Bereich der Lendenwirbelsäule vermehrt belastet und neigen einerseits zu Arthrose und andererseits zu oft schmerzhaften Blockierungen.

Das Becken – Schief oder gerade?

Auf den knöchernen Beckenring wirken hohe Kräfte ein, die nur bei ungestörter Funktion der Beckengelenke (Kreuz-Darmbein-Gelenke, fachsprachlich: Iliosakralgelenk) zu verkraften sind. Von oben lastet das Gewicht des Oberkörpers auf dem Becken, von unten wirken über die Hüftgelenke auf Schritt und Tritt die »Bodenreaktionskräfte« ein. Deshalb entstehen bei Blockaden des Iliosakralgelenks (kurz: ISG) nicht nur Beschwerden rund um das Becken. Auswirkungen bis hin zu den Kopfgelenken und in Gegenrichtung bis zu den Knien und Füßen sind häufig und durch die grobe Störung der Körperstatik und des Gangs gut erklärbar. So schildern Patienten gelegentlich, dass seit der erfolgreichen Behandlung einer ISG-Blockade die Knie nicht mehr schmerzen. Durchschaut man die komplexe Mechanik dieser zentralen Schaltstelle des Stütz- und Bewegungsapparats, ist das kein Wunder.

Die Bedeutung von ISG-Blockaden geht weit über die lokale Störung der Beckengelenke hinaus: Fast ausnahmslos ist mit der Blockierung eine Verwringung des Beckens verknüpft. Dabei dreht sich auf der blockierten Seite das Darmbein nach hinten (sehr selten nach vorne) und setzt sich in einer beliebigen Position fest. Bei typischer Blockade steht die gleichseitige Hüftpfanne um bis zu 2 Zentimeter höher. Das Bein folgt dieser Bewegung und steht auf der blockierten Seite höher. Es ist funktionell zu kurz, obwohl die Beine anatomisch gleich lang sind.

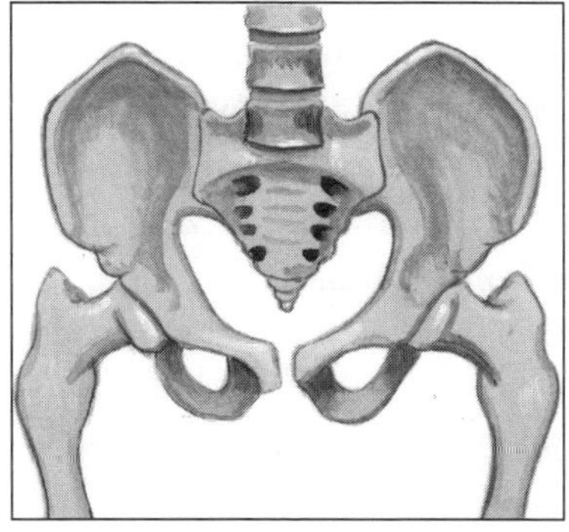

***Bei freien Iliosakralgelenken** stellen sich die Beckenschaufeln automatisch gerade ein, die Hüftpfannen stehen auf gleicher Höhe, und die Alltagsfunktion dieser Gelenke, die in einer sehr effektiven Stoßdämpfung besteht, bleibt somit erhalten.*

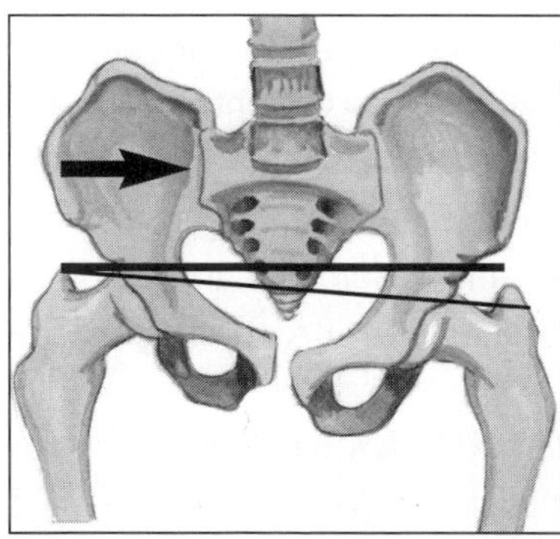

***Bei der typischen ISG-Blockierung rechts** dreht sich die rechte Beckenschaufel im Drehmittelpunkt des Iliosakralgelenks nach hinten und rastet in einer beliebigen Position ein. Die gleichseitige Hüftpfanne wandert dadurch etwas nach vorne und deutlich nach oben. Bei anatomisch unveränderter Beinlänge ist das rechte Bein jetzt funktionell zu kurz. Es entsteht ein funktioneller Beckenschiefstand nach rechts*

Sehr häufig wird ein funktioneller Beckenschiefstand mit einem anatomischen Beckenschiefstand verwechselt. Der schlimmstmögliche Versorgungsfehler besteht in einer Schuherhöhung auf der vermeintlich anatomisch verkürzten Seite, wodurch die funktionelle Störung dauerhaft fixiert wird.

Die variable Beinlängendifferenz

Im Liegen lässt sich leicht prüfen, ob beide Beine anatomisch gleich lang sind. Liegt der Patient gerade – zur Sicherheit werden die Beine in Hüft- und Kniegelenken einmal vollständig gebeugt und dann langgezogen –, sieht man eine Verkürzung deutlich. Verwirrung kommt auf, wenn sich der Patient aufsetzt. Das vorher verkürzte Bein wird länger als das Bein auf der Gegenseite, um sich beim erneuten Hinlegen wieder zu verkürzen. Diese »variable Beinlängendifferenz« ist ein eindeutiger Beweis für eine ISG-Blockierung mit Beckenverwringung.

Dem geübten Arzt oder Therapeuten stehen weitere Untersuchungstechniken zur Verfügung, um die Diagnose zu sichern. Abzugrenzen hiervon ist die echte Beinlängendifferenz durch tatsächlich ungleich lange Beine. Nach Unfällen mit Knochenbrüchen oder schweren Hüftdysplasien sieht man das manchmal: Bei einer anatomischen Beinverkürzung ist das verkürzte Bein sowohl im Liegen als auch im Sitzen kürzer als das Bein der Gegenseite.

Der funktionelle Beckenschiefstand bei variabler Beinlängendifferenz kommt wesentlich häufiger vor als ein anatomischer Beckenschiefstand. In den Orthopädiebüchern ist das Gegenteil zu lesen. Der Beweis, dass diese Information in vielen Fällen falsch ist, lässt sich durch wenige Handgriffe sehr leicht erbringen. Das Lösen einer Beckengelenkblockade gelingt mit minimalem Behandlungsaufwand. Das Becken stellt sich nachfolgend im Bruchteil einer Sekunde von selbst gerade.

Während also die Behandlung der aktuellen Blockade kein Problem darstellt, verhält es sich bezüglich langfristiger Erfolge ganz anders. Die eigentliche Herausforderung besteht darin, die stets drohenden Blockierungsrückfälle zu unterbinden. Kurzfristig eignen sich dafür gezielte Eigenübungen (sorgfältig vermittelt und nachdrücklich eingefordert), und langfristig bewährt sich zur Rückfallprophylaxe ein ausgewogenes und intensives Krafttraining für alle Muskelgruppen. Schwerpunkte der Kräftigungstherapie sind die Rumpfmuskulatur inklusive Beckenboden und sämtliche Muskeln der Lenden-Becken-Hüft-Region.

Auch die in dieser Region häufigen myofaszialen Dysbalancen sollten Beachtung finden. Verkürzt sind typischerweise die Hüft-Lenden-Beuger, die Heranzieher der Beine (Adduktoren) sowie die birnenförmigen Muskeln (Piriformis), die sich von den großen Rollhügeln bis unter das Kreuzbein erstrecken und erheblichen Einfluss auf die Funktion dieser Gelenke haben. Abgeschwächt sind jeweils die Gegenspieler, also die Hüftstrecker (Gesäßmuskeln) und die Abduktoren (Abspreizer) der Beine.

Eine Blockierung kommt selten allein

Die Alltagsrelevanz von Fußblockaden und Blockierungen des Iliosakralgelenks zeigt sich nicht nur in der Häufigkeit dieser funktionellen Störungen und den daraus resultierenden Beschwerden. Auch die fast regelmäßige Kombination von ISG-Blockierungen und Fußblockaden ist so auffällig, dass eine gemeinsame Ursache dieser Störungen zu vermuten ist. Eine naheliegende Ursache ist die sitzende Lebensweise des »modernen« Menschen.

Fußblockaden bewirken nicht nur Schmerzen und andere Missempfindungen in den Füßen. Besonders, wenn mehrere »Etagen« (Fußwurzel, Sprunggelenke und Wadenbeinköpfchen) betroffen sind, wirken sich diese Störungen auch auf den Gang aus. Bei »komplexen« Fußblockaden ist häufig die Einwärtsdrehung des betroffenen Beins eingeschränkt. Diese Beobachtung ist ein Hinweis darauf, dass die ungestörte Funktion der Fußgelenke auch für den natürlichen menschlichen Gang von Bedeutung ist.

Orientierende manuelle Diagnostik

Gesunde Füße sind bis ins fünfte Lebensjahrzehnt nicht nur in den oberen und unteren Sprunggelenken sehr beweglich, auch der Mittelfuß lässt sich über eine schräg verlaufende Achse nach beiden Seiten gut bewegen. Nach oben und unten sowie seitlich ist der Mittelfuß durch die Anordnung der Mittelfußknochen und durch sehr straffe Bänder kaum beweglich. Bei der körperlichen Untersuchung fühlt sich der gesunde Mittelfuß straff-elastisch an.

Im Gegensatz zu diesem Normalbefund fühlen sich Füße selbst junger Erwachsener oft wie ein Stück Holz an. Das ist nicht übertrieben und erklärt sich dadurch, dass bei Fußblockaden häufig sämtliche Fußwurzelknochen inklusive der Übergänge zu den Mittelfußknochen blockiert sind. Es bedarf keines geschulten Feingefühls, um diese groben Störungen zu erfassen und vom Normalbefund zu unterscheiden.

Differenzierte manuelle Diagnostik

Die differenzierte manuelle Diagnostik von Fußblockaden ist anspruchsvoll. Es dauert Jahre, bis sich das nötige Feingefühl für diese Störungen ausgebildet hat und zuverlässige Befunde erhoben werden. Ärzte haben bei dieser Aufgabe keinen Vorteil gegenüber Physiotherapeuten und Heilpraktiker. Eher im Gegenteil, da den nichtärztlichen Therapeuten mehr Zeit pro Patient zur Verfügung steht.

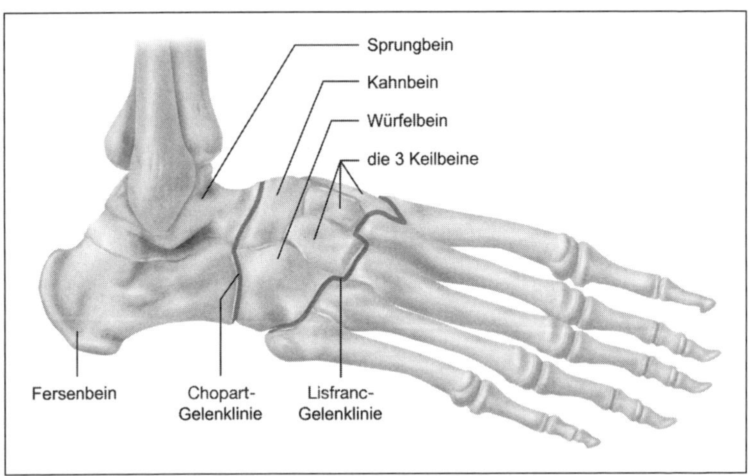

Fußskelett mit Darstellung der Fußwurzelknochen und der Gelenklinien, die für die manuelle Diagnostik wichtig sind.

In der **Chopart-Gelenklinie** prüft der Therapeut die Beweglichkeit nach oben und unten und nach beiden Seiten. In der **Lisfranc-**

Gelenklinie ist nur die Prüfung der sehr geringen Beweglichkeit nach oben und unten sinnvoll. Der Untersucher überprüft zusätzlich die isolierte Beweglichkeit des Kahnbeins und der drei Keilbeine sowie die Beweglichkeit des Würfelbeins.

Diese differenzierte Untersuchung braucht der Therapeut, um die richtige Diagnose zu stellen, die geeignete Behandlung zu planen und anschließend den Erfolg zu kontrollieren. Viel zu oft wird »ins Blaue hinein« behandelt, und die kompetente Erfolgskontrolle bleibt aus. Eine solche »Behandlungsstrategie« führt gegebenenfalls eher zufällig zu guten Ergebnissen.

Technische Befunde

Abgesehen von der Fußdruckanalyse (Pedobarografie) tragen technische Befunde wie Röntgen, Computertomografie und Kernspintomografie zur funktionellen Analyse der Füße nichts bei. Trotzdem sind sie im Einzelfall wichtig, um fortgeschrittene Arthrosen zu erkennen und seltene Fußkrankheiten wie zum Beispiel ein Morton-Neurom nicht zu übersehen. Auch die nicht so seltenen Ermüdungsbrüche der Mittelfußknochen werden leicht übersehen, wenn die Diagnostik mit bildgebenden Verfahren unterbleibt. Es gehört zu den verantwortungsvollen ärztlichen Aufgaben zu entscheiden, ob eine sorgfältige manuelle Untersuchung der Füße ausreicht oder ob diese der Ergänzung durch bildgebende Verfahren bedarf.

Sehr großzügig sollte die Indikation für eine Kernspintomografie nach langjähriger Zuckerkrankheit gestellt werden. Aus der Kombination von Durchblutungsstörungen und den sehr häufigen Polyneuropathien entwickeln sich bei Diabetikern viel zu häufig schlecht heilende Geschwüre und destruktive Veränderungen in den Fußwurzel- und Mittelfußknochen. Werden diese rechtzeitig erkannt und korrekt behandelt, kommt es zur vollständigen Ausheilung. Bei verzögerter Diagnostik droht am Ende eine Amputation oder die Zerstörung des Fußskeletts (Charcot-Fuß). Über die Risiken für die Fußgesundheit bei langjährigem Diabetes mellitus lesen Sie mehr in einem späteren Kapitel.

3. Gang- und Bewegungsanalyse

Gastbeitrag von Dr. Jan-Nikolas Rieken[30]

Für das Verständnis dieses Kapitels müssen vorab einige Begriffe erklärt werden. Die Einwärtsdrehung des Fußes bezeichnet das Anheben des Fußinnenrands, die Auswärtsdrehung das Anheben des Fußaußenrands. Der in diesem Sinne einwärtsgedrehte Fuß hat eine sogenannte Varus-Stellung, der auswärtsgedrehte Fuß eine Valgus-Stellung. Fachsprachlich üblich, aber verwirrend sind die Begriffe »Plantarflexion« für das Absenken und »Dorsalflexion« für das Anheben. »Flexion« (Beugung) wird hier für die gegensätzliche Bewegung verwendet. Im folgenden Text wird das Anheben des Fußes als Beugung und das Absenken als Streckung im Sprunggelenk bezeichnet.

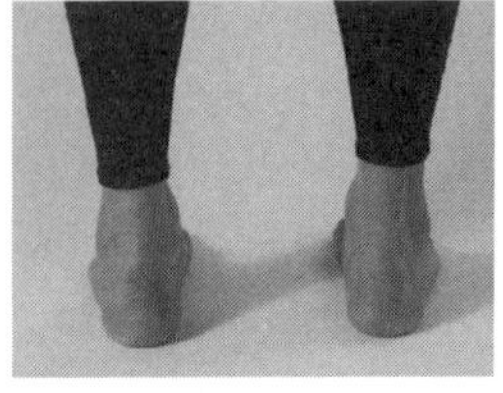

Neutralstellung.

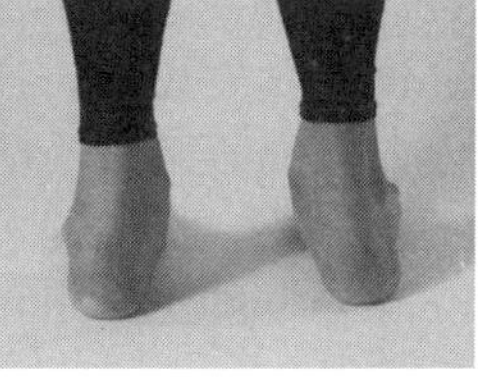

Valgus-Stellung.

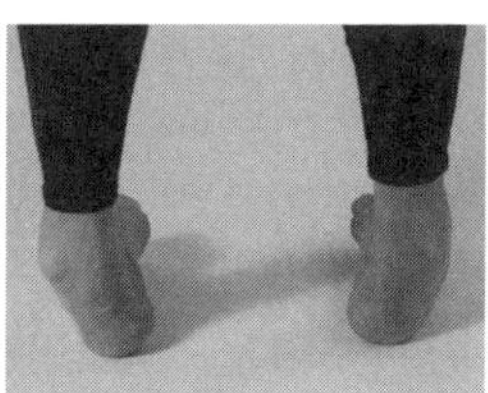

Varus-Stellung.

Der Fuß wurde in den einzelnen Kapiteln perspektiven- und facettenreich erörtert. Mehrfach wurde hier schon deutlich, dass die isolierte Betrachtung des Fußes wenig zielführend ist. Unsere Füße sind zentrales Element des stabilen Standes und der aufrechten Fortbewegung. Neben den eigentlichen Fußmuskeln (lokale Fußmuskeln mit Ursprung und Ansatz am Fuß) gibt es weitere Muskelgruppen, die ihren Ursprung am Unterschenkel haben und mit ihren Sehnen im Bereich des Fußskeletts ansetzen und dort ihre Wirkung entfalten.

30 Dr. Rieken ist Facharzt für Orthopädie und Unfallchirurgie und Leiter der Wirbelsäulenambulanz und des Bewegungslabors im RoMed Klinikum Rosenheim.

Zusätzlich haben jedoch auch Muskelgruppen ohne direkten Ansatz am Fuß eine Wirkung auf ihn. So steuert beispielsweise der große Gesäßmuskel (Musculus gluteus maximus) beim Gehen oder bei der Landung aus dem Sprung unter anderem die Oberschenkeldrehung und das Abspreizen und Heranführen (Abduktion und Adduktion) in der Hüfte. Ein zu schwacher großer Gesäßmuskel begünstigt ein vermehrtes Innenrotieren und Heranführen des Oberschenkels. Am Fuß führt diese Situation dann zu einer vermehrten Belastung des inneren Fußrandes (Valgus-Stress). Kompensatorisch wird oft versucht, durch eine vermehrte Fuß-Außendrehung die Instabilität der Beinachse wieder auszugleichen.

Der Gangzyklus

Bei komplexen Bewegungsmustern, wie dem Gehen oder Laufen, kann der Vergleich mit einem großen Orchester herangezogen werden. Jedes Einzelinstrument kann seine spezifische Melodie spielen. Jedoch wird erst aus der gemeinschaftlichen und aufeinander abgestimmten Orchestrierung ein harmonisches Gesamtstück. Dies wird am Beispiel des Gehens erörtert.

Der menschliche Gang ist sehr gut untersucht und hat relativ wenig interindividuelle Varianz[31]. Hierdurch konnten Standardphasen des Gangs festgelegt werden, die grundsätzlich für alle Individuen gelten und eine objektive Beurteilung der Gangqualität ermöglichen.

Grundsätzlich wird die Schwungphase, also die Zeit, in der der Fuß in der Luft ist und nach vorne schwingt, von der Standphase, wenn der Fuß Bodenkontakt hat, unterschieden. In der Standphase unterscheidet man weiterhin die Zeit, in der beide Füße am Boden sind, von der Zeit mit einbeinigem Bodenkontakt (Doppel- und Einzelunterstützungsphase). Beim Gehen ist immer mindestens ein Fuß am Boden. Im Gegensatz hierzu findet beim Laufen eine

31 Mit „interindividueller Varianz" werden Unterschiede zwischen verschiedenen Individuen bezeichnet. Im Gegensatz dazu beschreibt „intraindividuelle Varianz" Unterschiede bei einem einzelnen Individuum.

»Flugphase« statt, also ein Intervall, in dem beide Füße in der Luft sind. Im Gegensatz zum recht standardisiert ablaufenden Gehen weist das Laufen eine sehr hohe intraindividuelle Varianz auf. Die Analyse ist hier deutlich komplexer.

In der Schwungphase wird das zuletzt hinter dem Körperschwerpunkt positionierte Bein nach vorne geschwungen. Hierzu wird die Hüfte aktiv aus der Streckung in die Beugung geführt, und das auf dieser Körperseite nach hinten gedrehte Becken wird nach vorne gedreht. Dadurch findet in den Hüftgelenken ein Übergang von der Innen- zur Außendrehung statt. Das Knie wird zum Durchgang unter dem Rumpf gebeugt und erst kurz vor dem Bodenkontakt wieder in eine annähernde Streckung beziehungsweise Null-Position gebracht. Der Fuß wird zum Abstoßen vom Boden zunächst durch die meist kräftige Wadenmuskulatur im Sprunggelenk noch fußsohlenwärts gebeugt, muss dann aber in der Schwungphase rasch durch den Fußhebermuskel (Musculus tibialis anterior) in eine Streckung nach oben, also in eine Fußhebung überführt werden. Ist der letztgenannte Muskel gelähmt, zum Beispiel nach einem Bandscheibenvorfall mit Nervenwurzelkompression des 5. Lendennervs, besteht die große Gefahr, dass der Fuß in der Schwungphase am Boden schleift. Dies bringt ein erhebliches Stolper- und Sturzrisiko mit sich.

Die Standphase beginnt mit dem Bodenkontakt der Ferse. Durch das Nachlassen des Fußhebermuskels klappt dann der restliche Fuß nach unten und findet von hinten nach vorne Bodenkontakt. Gleichzeitig beugen sich das annähernd gestreckte Knie und auch die schon in Beugung befindliche Hüfte etwas, um den Stoß des Bodenkontakts auszugleichen.

Ein weiterer Stoßdämpfereffekt entsteht dadurch, dass der Rückfuß (Fersenbein und Sprungbein) mit zunehmendem Bodenkontakt eine leichte Einwärtsdrehung (Valgus-Bewegung) in der Frontalebene zulässt. Nun wird das noch vor dem Rumpf befindliche Bein durch eine Streckbewegung von Knie- und Hüftgelenk sowie durch die Drehung des Beckens von einer Außen- in eine Innendrehung im

Hüftgelenk nach hinten gebracht. Durch eine kräftige Wadenkontraktion stößt sich der Fuß dann abermals vom Boden ab. Zu Beginn und Ende der Standphase hat auch das andere Bein Bodenkontakt, in etwa in gegenläufiger Position. In der Mitte der Standphase befindet sich das Gegenbein in der Luft (Schwungphase).

Nun zum Zustand des Fußes während der Standphase. Wie bereits erwähnt, findet in der Regel zunächst die Ferse Kontakt zum Boden. Der aktive Fußhebermuskel hält den Rückfuß bis zum Aufsetzen der Ferse in einer leicht varischen, also außengedrehten Position. Die kräftigen Außenbänder und die Wadenbeinmuskeln schützen den Fuß und insbesondere das obere Sprunggelenk vor einem Umknicken nach außen. Der Fußhebermuskel lässt nun dosiert die Spannung nach, der restliche Fuß gelangt auf den Boden. Die oben beschriebene Valgus-Bewegung, die nun durch das untere Sprunggelenk und das Gelenk zwischen Sprungbein (Talus) und Kahnbein (Os naviculare) sowie zwischen Fersenbein und Würfelbein maßgeblich geführt wird, dämpft den Stoß und erzeugt eine Vorspannung in den Weichteilstrukturen der Fußsohle.

Nachdem der gesamte Fuß Bodenkontakt hat, wird die Belastung über den außenliegenden Fußrand nach vorne geführt. Der Vorfußballen wird dann von außen nach innen belastet. Die Zehen finden Kontakt zum Boden. Zum Abdrücken vom Boden, wenn die Wadenmuskulatur sich zusammenzieht, erfolgt die Hauptbelastung zunächst zwischen erstem und zweitem Mittelfußknochen am Vorfußballen; dann geht sie auf den Großzehenballen über, der mit seinem kräftigen Beugemuskel (M. flexor hallucis longus) den letzten Impuls beim Abstoßen des Fußes setzt.

So weit ein grober Überblick über das Gehen und insbesondere das Abrollen des Fußes. In Wirklichkeit ist dieser Prozess natürlich noch wesentlich komplexer, sodass alleine mit dem Verhalten des Fußes beim Gehen und Laufen Bücher gefüllt werden können. Betrachtet man beispielweise allein die Muskeln, deren Sehnen das obere Sprunggelenk überqueren und am Fuß ansetzen, so kommt man auf die stolze Zahl von zwölf Muskeln.[32] Hinzu kommt noch eine Vielzahl an Muskeln, die am Fuß selbst ihren Ursprung und Ansatz haben. Jeder Muskel hat beim Gehen und Laufen eine spezifische Aufgabe, sodass ein Ausfall nur sehr beschränkt durch andere Muskeln ausgeglichen werden kann.

Es ist ein hochkomplexes, fein abgestimmtes Zusammenspiel von aktiven (Muskeln) und passiven Elementen (Bändern, Knochen und Gelenken) erforderlich. Sensible Einheiten, wie Tastsensoren an der Haut, werden durch propriozeptive Messeinheiten, die Informationen über die Gelenkstellung oder die Spannungssituation von Sehnen und Bändern erfassen, ergänzt. Viele Informationen werden, ohne dass wir uns ihrer bewusst werden, automatisch in Rückenmark und Gehirn verarbeitet.

Wenn die Lektüre dieses Kapitels Sie bereits etwas ermüdet hat, darf ich Sie einladen, einen **Selbsterfahrungsversuch** zu starten: Entledigen Sie sich kurzerhand Ihres Schuhwerks und der Socken, stellen Sie sich hin und nehmen Sie bewusst Ihre Füße wahr.

- Wo haben sie Kontakt mit dem Boden?
- Fällt der Kontakt gleichmäßig aus?
- Stehen Ihre Füße auseinander oder zusammen?
- Ist die Last auf Vor- und Rückfuß gleich verteilt?

Nun beginnen Sie langsam und bewusst mit ein paar Schritten. Spüren Sie, wo die Ferse aufsetzt und wann der restliche Fuß Bodenkontakt findet. Achten Sie darauf, wann die Hauptlast vom Rückfuß auf den Vorfußballen übergeht.

- Wie verteilt sich das Gewicht dann am Vorfuß?
- Wann finden die Zehen (besonders die Großzehe) Bodenkontakt?
- Welcher Teil des Fußes verlässt als letzter den Boden?

---

32 Musculi extensor digitorum longus, extensor hallucis longus, fibularis brevis, fibularis longus, fibularis tertius, flexor digitorum longus, flexor hallucis longus, gastrocnemius, plantaris, soleus, tibialis anterior, tibialis posterior.

Wenn Sie nun nach einigen Schritten ein gutes Gefühl für das Abrollverhalten Ihrer Füße bekommen haben, wandern Sie mit Ihrer Aufmerksamkeit am Körper nach oben und beobachten, was Ihr Knie während des Gehens macht. Wann ist es gestreckt, wann gebeugt, wann gibt es kontrolliert nach, wann führt es aktive Bewegungen aus? Gleiches versuchen Sie dann mit der Hüfte und dem Becken.

Bei dieser kleinen Übung sollte Ihnen nun vielleicht bewusst geworden sein, wie komplex sich eine scheinbar so einfache tagtägliche Bewegung wie das Gehen im Detail doch gestaltet.

Instrumentelle Bewegungsanalyse

Im Bereich der instrumentellen Bewegungsanalyse werden mit unterschiedlichen Messmethoden detaillierte und objektive Einzelbefunde über den Bewegungsablauf einer zu testenden Person gewonnen. Das Angebot an Messverfahren erstreckt sich von recht einfachen, schnell anwendbaren, jedoch in ihrer Aussagekraft sehr beschränkten Systemen bis hin zu komplexen und sehr aufwändigen Analyseapparaturen, mit denen in spezialisierten Laboren Messdaten von exzellenter Qualität und Aussagekraft gewonnen werden. So findet man bei uns heutzutage Verfahren der Bewegungsanalyse unter anderem in Sportgeschäften, physiotherapeutischen oder ärztlichen Praxen, Einrichtungen der technischen Orthopädie, Kliniken und Universitäten sowie natürlich in Trainingszentren des Leistungssports.

Es gibt einige wissenschaftliche Gesellschaften, die sich der Etablierung und Weiterentwicklung der Bewegungsanalyse widmen. Im deutschsprachigen Raum sei hier federführend die »Gesellschaft für die Analyse menschlicher Motorik und ihre klinische Anwendung« (GAMMA) erwähnt und als gesamteuropäische Vereinigung die »European Society for Movement Analysis in Adults and Children« (ESMAC).

Welches Verfahren für den Anwender nun im Einzelfall sinnvoll ist, hängt außer von den finanziellen und personellen Ressourcen auch grundsätzlich von der Fragestellung ab, die mit der Messung beantwortet werden soll. So können grundsätzlich auch mit günstigeren, einfachen Systemen wertige Aussagen getroffen werden, solange der Messende sich der Qualität und Limitierung der angewandten Methode bewusst ist. Ein profunder Einblick in die Bewegungsabläufe und deren Biomechanik erfordert jedoch auch einen entsprechenden Messaufwand und die Erfahrung des Anwenders. Die folgenden Abschnitte vermitteln einen kleinen Einblick in die Methoden und Möglichkeiten der instrumentellen Bewegungsanalyse.

Da es in diesem Rahmen wenig zweckmäßig erscheint, jedes einzelne Messverfahren im Detail zu erklären, wird das Thema anhand von Analyse-Perspektiven aufgerollt.

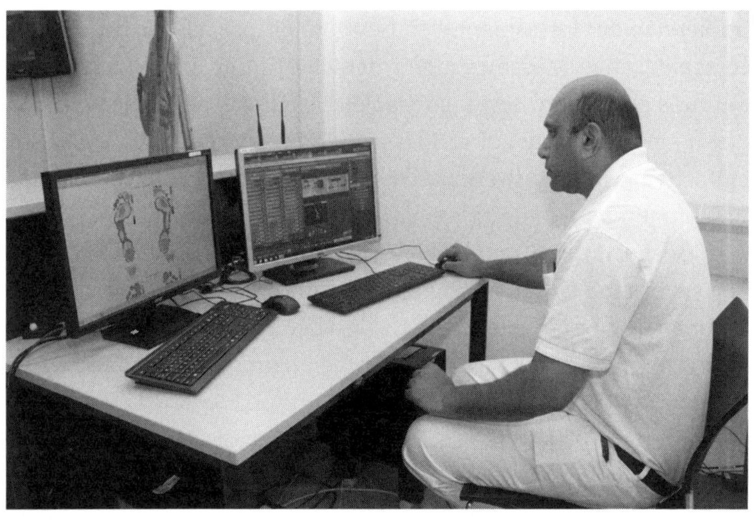

Dr. Ditto Joseph am Computerarbeitsplatz des Bewegungslabors im RoMed Klinikum in Rosenheim.

Perspektive Fußabdruck

Hierfür bedient man sich heutzutage in aller Regel der Pedobarografie[33]. Dabei läuft der Proband über eine Messplattform mit vielen

33 Pedobarografie: Pedo = Fuß, Baro = Druck, Grafie = Aufzeichnung.

kleinen Druckmesssensoren. Jeder Fuß wird mehrmals gemessen und die Werte gemittelt. Hieraus wird dann ein Bild des Fußabdrucks generiert. Die Druckverteilung und die Werte der Spitzendrücke unter den einzelnen Sohlenbereichen werden dargestellt. Des Weiteren kann aus dieser Perspektive der zeitliche Ablauf des Abrollvorganges analysiert und die Tragachse berechnet werden. Neben den auf dem Boden platzierten Plattformen gibt es auch in Laufbänder integrierte Systeme.

Es kann ein Vergleich mit der Gegenseite, vorangehenden Messungen oder Normdaten erfolgen. In unserem Labor führen wir beispielsweise Verlaufskontrollen nach operativen Eingriffen aufgrund von Verletzungen durch. Auch den Einfluss von manualtherapeutischen Maßnahmen (zum Beispiel ISG-Mobilisation) konnten wir aufgrund des sehr häufigen Auftretens bei unseren Patienten in großem Umfang dokumentieren.

Eine kleinere Serie von Fußwurzelblockade-Mobilisationen konnten wir ebenfalls mit einem Vorher-Nachher-Vergleich dokumentieren. Die Veränderungen sind nach einer Maßnahme stets unmittelbar erkennbar, jedoch in ihrer Ausprägung sehr individuell, was sicherlich der Komplexität und pathologischen Vielfalt der Thematik geschuldet ist.

Die hohe Mess- und Datenqualität der Pedobarografie bei recht einfacher und unmittelbarer Interpretierbarkeit kann unserer Erfahrung nach insbesondere im Bereich der Manuellen Medizin hervorragend als Dokumentationsmittel und diagnostische Erweiterung dienen und damit spannende Verflechtungen bieten.

Perspektive Gelenkbewegung (Gelenkkinematik)

Die Analyse der Bewegung der Gelenke (Gelenkkinematik) ermöglicht eine Darstellung der genutzten Bewegungsumfänge während einer Bewegung. Zweifelsohne ist eine solche Untersuchung der alleinigen Bewegungsumfangsbestimmung auf der Untersuchungsliege in Wertigkeit und Aussagekraft überlegen. Die Werte lassen sich in nach Winkelgraden und Zeit skalierten Kurven gut visualisieren. Grundsätzlich können alle drei Raumebenen dargestellt werden. Im freien Gang werden in der Darstellung noch Stand- und Schwungphase und gegebenenfalls auch die Unterphasen angegeben.

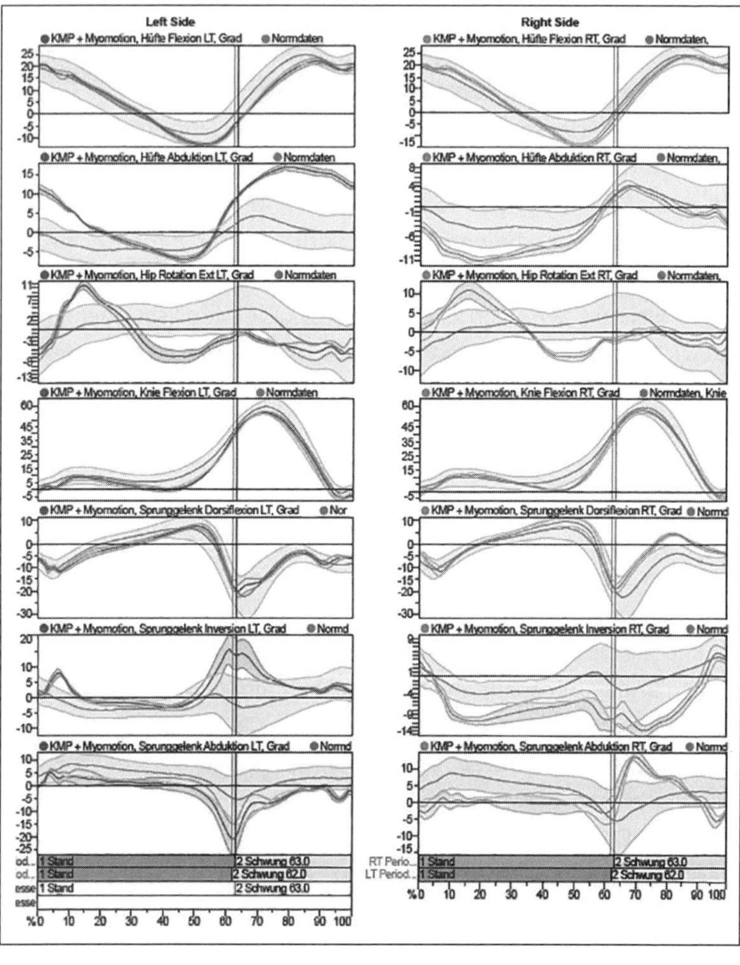

Darstellung einiger Gelenkwinkel (Kinematik) bei einer Ganganalyse im Vergleich mit Normdaten.

In der täglichen Anwendung fällt oft auf, dass das bei der körperlichen Untersuchung festgestellte Bewegungsausmaß stark von dem aktiv in der Bewegung genutzten Umfang abweicht. Durch die Analyse der Gelenkkinematik in Testbewegungen können Entlastungs- und Ausweichmuster im Bewegungsablauf erkannt oder Hinweise auf muskuläre Insuffizienzen gefunden werden.

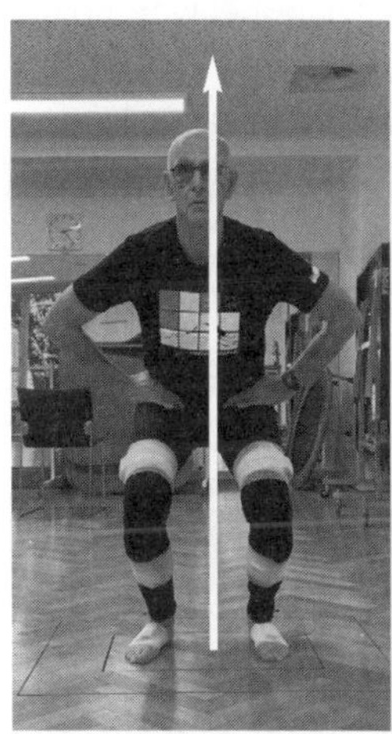

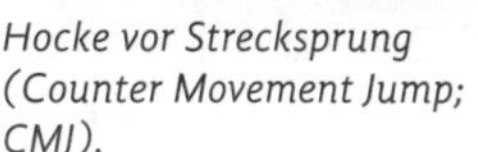

Hocke vor Strecksprung (Counter Movement Jump; CMJ).

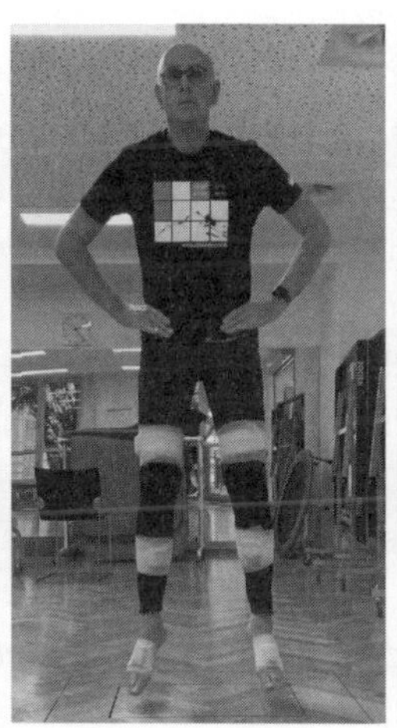

Flugphase im Strecksprung (CMJ).

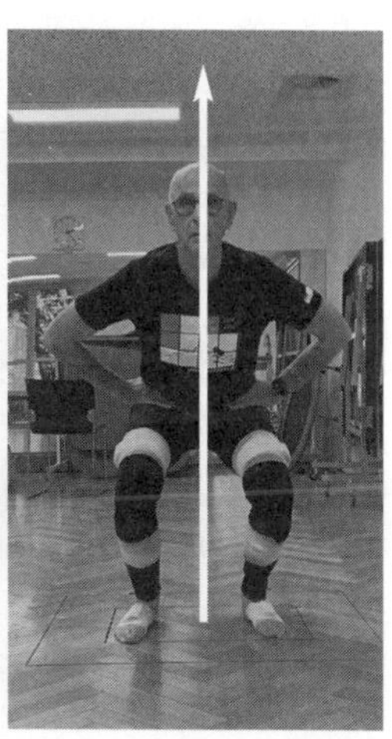

Landung beim Strecksprung (CMJ).

Es können verschiedene Messmethoden verwendet werden. Der Goldstandard ist hier die klassische markerbasierte 3-D-Analyse. Hierfür wird der Patient mit einer Vielzahl von reflektierenden Markerkugeln an festgelegten Stellen beklebt. Dadurch werden die Gelenkebenen und die Skelettabschnitte definiert. Über High-Speed-Kameras wird dann die Bewegung mithilfe der Marker erfasst und die gewonnenen Daten über ein Berechnungsmodell dargestellt. Die Methode ist sehr aufwändig und erfordert bei der Durchführung und Auswertung viel Erfahrung und Präzision. Im Gegenzug erlangt man eine sehr hohe Datenqualität. Bei gemeinsamer Verwendung mit einer Kraftmessplatte (siehe S. 83) können auch die im Gelenk wirkenden Drehmomente angegeben werden.

Um bei speziellen Fußproblemen auf wissenschaftlichem Niveau weiter ins Detail blicken zu können, wurden zusätzlich zur Standardmarkerplatzierung hochspezifische Fußmodelle etabliert (zum Beispiel das Oxford Foot Model). Das korrekte Positionieren der Marker erfordert sehr viel Zeit und Erfahrung.

In den letzten Jahren hat sich zur Analyse der Gelenkkinematik die Verwendung von Inertialsensoren[34] etabliert. Hierbei werden die zu untersuchenden Körperabschnitte mit Gyroskopen[35] bestückt, die ihre Position im Raum zueinander erkennen. Nach Kalibrierung des Systems kann dann ebenfalls eine Analyse der Gelenkkinematik in der Bewegung erfolgen. Der Vorteil dieser Methode liegt in der einfachen, raschen und vielseitigen Anwendbarkeit. Insbesondere in der seitlichen Ansicht (sagittale Ebene) lassen sich Daten guter Qualität gewinnen. Bis dato hat dieses Analysekonzept leider am Fuß seine Einschränkungen, da der gesamte Fuß ab dem Sprunggelenk durch einen Sensor am Fußrücken als eine »Einheit« dargestellt wird.

Daneben gibt es auch sehr einfache Systeme auf dem Markt, die über reflektierende Marker und eine einfache Videoanalyse, meist über zwei Kameras, die Gelenkwinkel angeben. Eine räumliche Analyse gelingt hiermit nicht. Manche Sportschuhgeschäfte nutzen diese Methode.

Sehr häufig stellen wir bei unseren Patienten beispielsweise nach Kniegelenkverletzungen trotz unauffälligen Bewegungsumfangs und subjektiver Beschwerdefreiheit bei der klinischen Messung ein adynamisches Stoßdämpferverhalten mit rascher Fixierung des Knies in einer leicht gebeugten Position in der Standphase fest. Wir vermuten, dass dies in der Frühphase nach Verletzung und OP dem

---

34 Inertialsensoren messen zum Beispiel die Beschleunigung oder Veränderungen der Gelenkwinkel im Ablauf von Bewegungen. Inertiale Messeinheiten kombinieren diese Werte und sind zum Beispiel auch bei der Navigation von Flugzeugen unentbehrlich.

35 Gyroskope sind Geräte, die Drehbewegungen messen oder beibehalten.

Schutz des noch schmerzenden Gelenkes gilt und dann als »angelerntes« fehlerhaftes Bewegungsmuster fortbesteht. Bei entsprechend ausgerichtetem spezifischem Training sehen wir im Verlauf jedoch meist eine rasche Normalisierung.

Perspektive Gangzyklus

Der menschliche Gang läuft, wie bereits erwähnt, relativ standardisiert ab. Es hat sich eine feste Einteilung in einzelne Phasen des Gangzyklus etabliert. Bis heute hat die Einteilung nach Jaqueline Perry, einer maßgeblichen Pionierin auf dem Gebiet der Bewegungsanalyse, ihre Gültigkeit.

Für eine exakte und detaillierte Unterteilung ist ein markergestütztes 3-D-System (vgl. S. 81) erforderlich. Eine grobe Unterteilung in Stand- und Schwungphase ist jedoch auch mit der Inertialsensortechnik oder mit Lichtschrankensystemen möglich.

Perspektive der in den Gelenken wirkenden Kräfte (Kinetik)

Mit einer im Boden eingelassenen Kraftmessplatte können beim Auftreten oder bei der Sprunglandung der Betrag und die Richtung der sogenannten Bodenreaktionskraft gemessen werden. Betrag und Richtung dieser Kraft können als Vektor (also ein vom Boden ausgehender Pfeil) per Video-Overlay[36] auf dem Analysevideo dargestellt werden. Für manche Sprungtestungen gibt es zusätzlich vorgefertigte Analyseprotokolle, die aus den Daten dann weitere Parameter berechnen, wie beispielsweise die »Time to Stabilisation« nach einem Sprung, also die Zeit, bis der Proband wieder ruhig steht. Wie oben bereits erwähnt, kann mit den markerbasierten 3-D-Systemen sogar das in den Gelenken der Bewegungskette wirkende Drehmoment berechnet werden.

Hohe praktische Relevanz erfährt diese Messmethode dadurch, dass man physiologische Gelenkbelastungen von pathologischen

36 Video-Overlay = Überlagerung von Videoaufnahmen.

unterscheiden und somit beispielsweise Aussagen über Verletzungsrisiken treffen kann (Stichwort »Return-to-Competition«-Testbatterien[37] bei Leistungssportlern).

Zur Verdeutlichung der Wertigkeit dieser Methode eignet sich die Landebelastung des Kniegelenks. Das Kniegelenk ist mit seinen Bändern und den steuernden Muskeln gut darauf ausgerichtet, bei der Landung oder beim Stoßdämpfen Kräfte zu kompensieren, die in der Frontalansicht zentral oder innen am Knie entlanglaufen, während Kraftflüsse, die außen am Knie vorbeilaufen, schlecht kompensiert werden. Hierdurch einsteht ein Stress, der das Knie nach innen drehen und aufbiegen kann. Dies führt zu einer Stressbelastung des Innenbandes, des dort anhaftenden Innenmeniskus und des vorderen Kreuzbandes. Außen am Knie kommt es zu einer Druckbelastung am äußeren Plateau des Schienbeinkopfes. Entsprechende Verletzungen können die Folge sein.

Perspektive Muskelfunktion

Die funktionelle Aktivierung der Muskulatur geschieht über elektrische Potentiale an den motorischen Endplatten[38], die dann die Kontraktion auslösen. Diese und somit die Muskelfunktion können über Messelektroden abgeleitet werden. Letztere werden im praktischen Alltag auf der Haut platziert; Feinnadelmessungen im Muskel haben sich außerhalb neurologischer und experimenteller Fragestellungen als nicht praktikabel erwiesen.

Neben der zeitlichen Abfolge der Muskelkontraktion kann auch die Aktivität im Seitenvergleich analysiert werden. Auch lassen sich pathologische Muster erkennen, wie zum Beispiel beim chronischen Rückenschmerz die dauerhafte, aber funktionslose Grundaktivität der Rückenmuskulatur in Ruhe.

---

37 Dabei handelt es sich um eine von Experten entwickelte funktionelle Testreihe zur Beurteilung der Fähigkeit, nach einer Verletzung wieder uneingeschränkt am Wettkampftraining teilzunehmen.

38 Die motorische Endplatte ist die Schnittstelle zwischen Nervenendung und Muskelfaser. Hier findet die Übertragung der Erregung statt.

In der Trainingstherapie kann diese Methode als »Biofeedback« genutzt werden. Die zu trainierenden Muskelgruppen werden mit den Elektroden beklebt, und dem Patienten wird dann die Muskelaktivierung, zum Beispiel als Balken auf einem Tabletbildschirm, in Echtzeit visualisiert. Hierdurch können Muskelansteuerung, Symmetrie und Krafttraining optimiert werden.

Resümee

Zusammengefasst erweitert die instrumentelle Bewegungsanalyse den klinisch-funktionellen Blick auf unsere Patienten enorm. Die Aussagekraft der Messung hängt grundsätzlich von der Fragestellung ab und wie oben erläutert von den Möglichkeiten und Beschränkungen der angewandten Methode. Vor jeder Analyse sollte eine eingehende Anamnese und körperliche Untersuchung unter funktionellen Gesichtspunkten durchgeführt werden. Dann kann das Messergebnis in einen praktisch relevanten und der Behandlung des Patienten zuträglichen Kontext gebracht werden.

Die grundsätzlich zentrale Bedeutung des Fußes beim Gehen und Laufen steht spätestens seit der Lektüre dieses Buches außer Frage. Genauso wenig kann der Fuß isoliert, ohne die nach oben anschließende Bewegungskette, in seiner Funktion verstanden werden.

4. Meine Werkzeuge

Mit den Händen heilen

Die Geschichte der Chirotherapie (Chiropraktik) reicht weit zurück bis in die Antike. Die griechischen Ärzte und Universalgelehrten Hippokrates von Kos (circa 460 bis 370 vor Christus) und Galen von Pergamon (2. Jahrhundert nach Christus) haben bereits Techniken beschrieben, mit denen durch Handgriffe therapeutische Effekte an der Wirbelsäule erzielt werden sollten. Im Mittelalter waren die Vorläufer der Chiropraktiker als »Knochenbrecher« bekannt und genossen am englischen Königshof als »bone setter = Knochensetzer«

hohes Ansehen. In Europa gilt Daniel Palmer als Gründer der modernen Chiropraktik, die er mit dem Ziel ausübte, auch nichtorthopädische Krankheiten mit Handgrifftechniken zu behandeln. Diese Denkweise liegt heute der weitverbreiteten Osteopathie zugrunde. Die von Ärzten ausgeübte Chirotherapie grenzt sich von der durch Heilpraktiker ausgeübten Chiropraktik ab – was nicht heißt, dass ärztliche Chirotherapeuten bessere Behandlungserfolge erzielen als Chiropraktiker.

Chirotherapie wird in Deutschland unter anderem vom Ärzteseminar Hamm-Boppard (FAC) e. V. in Boppard am Rhein und vom Ärzteseminar für Manuelle Medizin (MWE) in Isny im Allgäu angeboten. Beide sind Mitglied der Deutschen Gesellschaft für Manuelle Medizin (DGMM). In diesen Institutionen wird Manuelle Medizin auf wissenschaftlicher Grundlage gelehrt. Nach erfolgreichem Abschluss der Kurse erhält man von der zuständigen Landesärztekammer die Zusatzbezeichnung »Chirotherapie«.

Trotz des soliden Fundaments wird Manuelle Medizin von der Ärzteschaft unterschiedlich bewertet. Einer der Gründe für die mangelnde Anerkennung liegt meiner Meinung nach in der unterschiedlichen Qualität, in der die Leistungen erbracht werden. Nach 30 Jahren Berufserfahrung (20 Jahre in einer auf Rücken- und Gelenkleiden spezialisierten Praxis) ist mein Fazit über die Wirksamkeit eindeutig: Bei sorgfältiger Diagnostik, schonender Anwendung, Vermittlung gezielter Eigenübungen und Integration in eine langfristig angelegte Kräftigungstherapie sind die Erfolge bei akuten und chronischen Rücken- und Gelenkleiden sehr gut und in der Regel nachhaltig.

Besonders kurios ist die Einschätzung mancher Universitätslehrer, dass die von Natur aus geringe Beweglichkeit in den Gelenken der Wirbelsäule mit den Händen nicht zu erkennen sei. Diese »Gelehrten« müssten im gleichen Atemzug die von Louis Braille 1825 entwickelte »Braille-Schrift«, die schwer sehbehinderten und blinden Menschen das Lesen ermöglicht, für Humbug halten. Nach jahrelanger täglicher Übung entwickelt sich der Tastsinn des Therapeuten derart, dass die Unterscheidung – beweglich, eingeschränkt beweglich, unbeweglich – kaum noch Mühe bereitet.

Manuelle Therapie – Chirotherapie

Bei der Manuellen Therapie oder Chirotherapie werden Funktionsstörungen der Füße ebenso wie Blockierungen der Wirbelsäule mit Handgrifftechniken behandelt. Blockaden sind reversible Störungen der Gelenkbeweglichkeit, die eingeschränkt oder ganz aufgehoben sein kann. Weit verbreitet ist der irreführende Begriff des »Einrenkens«. Ein blockiertes Gelenk ist nicht ausgerenkt, muss demzufolge auch nicht eingerenkt werden. Bei den sehr effektiven **Manipulationstechniken** wird ein blockiertes Gelenk so eingestellt, dass ein kurzer Bewegungsimpuls die Sperre löst. Der Impuls trifft mit hoher Geschwindigkeit und einer sehr geringen Amplitude auf das Gelenk. Der kurze Weg, aus einer guten Vorspannung heraus, verhindert die Schädigung von Gelenkstrukturen, Nerven und Blutgefäßen. Die effektiven klassischen Techniken, die von geübter Hand gut verträglich sind und nur sehr selten ernste Nebenwirkungen haben, werden zunehmend ersetzt durch ebenso wirksame wie **sanfte Methoden.** Fast alle Blockaden können heute so behutsam gelöst werden, dass eine Schädigung ausgeschlossen ist.

Heilen mit den Händen ist den Ärzten weitgehend abhandengekommen. Dazu schreibt Dietrich Grönemeyer in seinem Rückenbuch[39]:

»Auch eine andere Seite verbindet alle Heilsysteme dieser Welt: die Fähigkeit des Arztes, mit seinen Händen zu arbeiten. In den modernen Industriegesellschaften ist dieses essenzielle Kriterium der Diagnostik und Therapie allerdings in den vergangenen Jahrzehnten aus dem Blick geraten – sehr zum Nachteil der Medizin. Denn ›be-handelt‹ wird nur noch selten. An den Universitäten werden manuelle Fähigkeiten kaum mehr unterrichtet. Im Gesundheitssystem hat der Ärztestand die ›Handarbeit‹ vom Zentrum in die Peripherie gedrückt und sie auf andere Gesundheitsberufe abgeschoben.«

39 Grönemeyer, Dietrich: Mein Rückenbuch. Das sanfte Programm zwischen High Tech und Naturheilkunde, München 2004.

Die Rückfallprophylaxe

Mit dem Lösen der Fußblockaden ist es nicht getan. Ebenso wichtig wie die kompetente Blockierungsbehandlung ist eine effektive Strategie zur Rückfallprophylaxe. Diese gliedert sich in gezielte Fußgymnastik, Kräftigung der Fußmuskulatur und den Alltagsgebrauch unserer Füße, die für eine sitzende Lebensweise nicht gemacht sind. Über Spiraldynamik®, den Goldstandard der Fußgymnastik, habe ich an anderer Stelle bereits berichtet.

Ich stelle Ihnen hier die Übungen vor, die ich für meine Patienten im Praxisalltag einsetze. Sämtliche Übungen werden 3- bis 5-mal wiederholt, wobei es mehr auf die präzise Ausführung ankommt als auf die Anzahl der Wiederholungen. Um rasche Erfolge zu erzielen, ist es sinnvoll, diese kurzen Übungen einige Wochen lang mehrfach täglich durchzuführen.

Bewegliche Füße

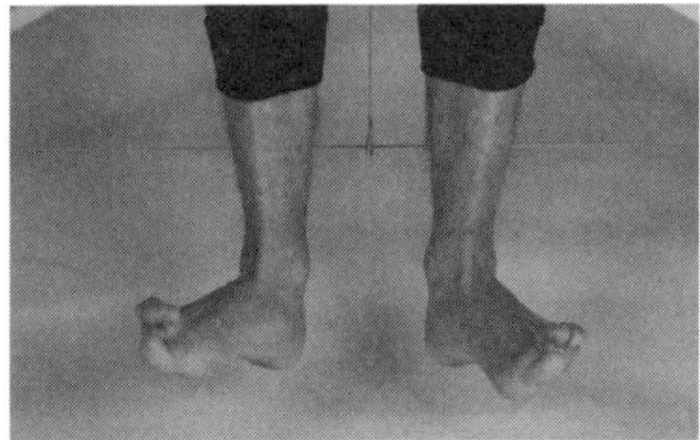

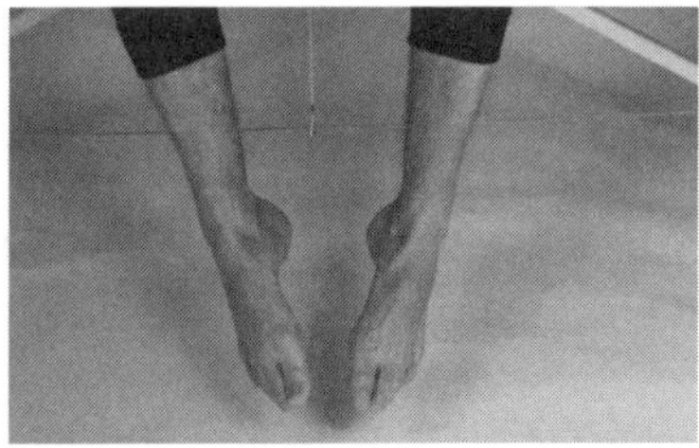

Die Fußspitzen werden im größtmöglichen Bewegungsumfang nach innen unten und nach außen oben geführt.

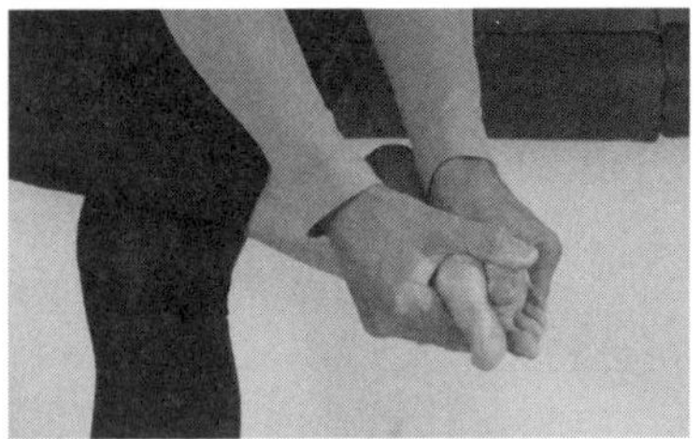

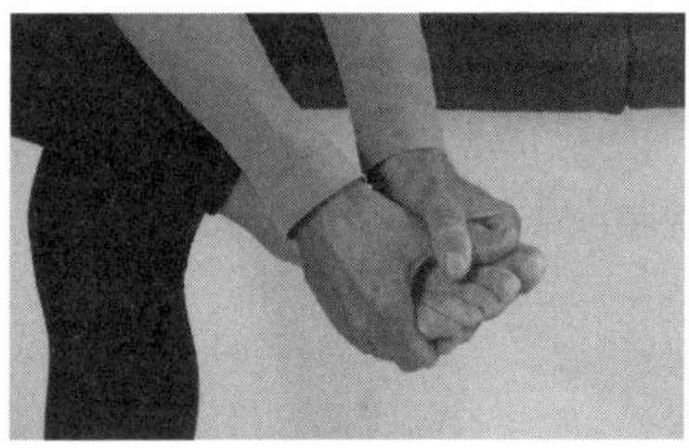

Der Fuß wird um eine schräg verlaufende Achse kräftig nach innen und außen gedreht. Die Griffe sind, wie auf den Fotos gezeigt, so anzusetzen, dass eine ausreichende Hebelwirkung erzielt wird.

Eine sehr effektive Übung ist *»Der kurze Fuß nach Janda«*. Diese Übung erfordert viel Konzentration, deshalb bitte ich Sie, mit nur einem Fuß zu beginnen.

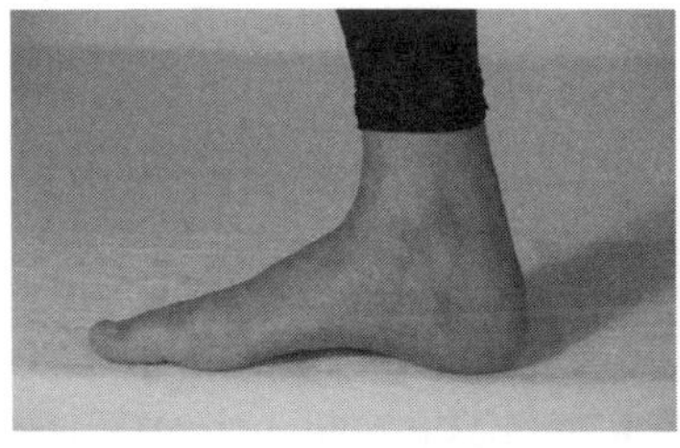

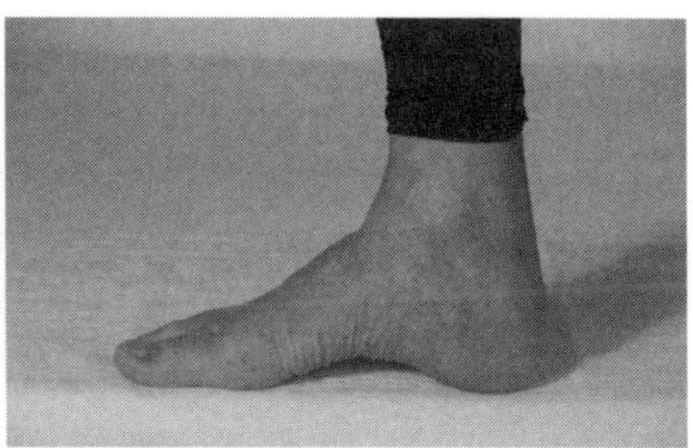

Sie setzen sich bequem auf einen Stuhl und stellen einen Fuß flach auf den Boden. Dann versuchen Sie, den Fuß »kurz zu machen«, indem Sie das Fußgewölbe anheben. Am Anfang werden Sie ständig versuchen, den Fuß zu verkürzen, indem Sie Ihre Zehen einkrallen. Mit zunehmender Übung wird es Ihnen aber nach einiger Zeit gelingen, die Zehen locker auf dem Boden liegen zu lassen und isoliert das Fußgewölbe anzuheben. Wenn Sie das können, kommt die nächste Stufe der Übung. Sie heben dann das Fußgewölbe so intensiv wie möglich an und halten diese Position für 12 Sekunden. Dann senken Sie den Fuß ab, um diese Übung 9- bis 12-mal zu wiederholen. Der Fuß sollte anschließend gut ermüdet sein, nur so entsteht ein effektiver Trainingsreiz. Siehe auch die Grafik auf Seite 23.

Starke Füße

Im Gegensatz zur Stärkung anderer Körperregionen bedarf es keines besonderen Aufwands, die Füße zu kräftigen und ihre Kraft ein Leben lang zu erhalten. Regelmäßiges Barfußlaufen mit und ohne Barfußschuhe reicht für eine nachhaltige Kräftigung der Fuß- und Wadenmuskulatur völlig aus. Minimalschuhe vertragen sich nicht mit stützenden Einlagen. Deshalb sollten Sie kritisch hinterfragen, ob diese steifen Einlagen sinnvoll sind, und vor allem, ob es sinnvoll ist, diese dauerhaft zu tragen. Schuhe mit steifen Sohlen und stützenden Einlagen lassen die Fuß- und Wadenmuskeln unweigerlich verkümmern. Das ist empirisch und wissenschaftlich erwiesen, und deshalb bedarf es für diese Einlagen stets einer guten Begründung.

Im zweiten Teil, Kapitel 5, haben Sie erfahren, wie Sie Ihr Alltagsprogramm für starke Füße, eingebunden in ein ausgewogenes Ganzkörpertraining mit Kieser Training, unterstützen können. Besonders empfehlenswert ist gezieltes Krafttraining bei Umknickneigung, wie sie nach Sprunggelenkverletzungen und bei Bindegewebsschwäche häufig vorkommt. Umknicken führt zu Verstauchungen, zu Sprunggelenkfrakturen und im höheren Alter zu lebensbedrohlichen Schenkelhalsfrakturen. Eine Instabilität in den Sprunggelenken ist deshalb keine Banalität, und »Schnürstiefel« lösen das Problem nicht. Kurzfristig sinnvoll sind stabilisierende Tape-Verbände, und langfristig schafft nur ein intensives Krafttraining für alle Bewegungsrichtungen zuverlässige Abhilfe im Sprunggelenk.

Lebendige Füße

Bewegung ist Leben und Leben ist Bewegung. Wie für unseren gesamten Stütz- und Bewegungsapparat gilt dieses Motto auch für unsere Füße. Laufen Sie Treppen rauf und runter, springen Sie, tanzen Sie und vermeiden Sie längeres Sitzen, und sollte dies unvermeidlich sein, suchen Sie so oft wie möglich die Gelegenheit für eine Unterbrechung. Herz und Kreislauf, der gesamte Stoffwechsel, die Myokine, Knochen, Knorpel und Gelenke werden es Ihnen mit guter Funktion ebenso danken wie Ihre Füße.

Begleitende Therapien

Infiltrationen, in der Regel mit einer Mischung aus einem Lokalbetäubungsmittel und Kortison, setzen wir in unserer Praxis selten ein. Sinnvoll können sie sein bei entzündlich aktivierten Arthrosen und bei Sehnenansatzreizungen am Wadenbeinköpfchen, an der Ferse (Ansatz der Achillessehne) und an der Basis des fünften Mittelfußknochens (Ansatz des kurzen Wadenbeinmuskels). Auch bei einem Morton-Neurom (siehe Seite 64) bringt eine Infiltration zwischen dem dritten und dem vierten Mittelfußknochen kurzfristige Beschwerdefreiheit. Wegen erhöhter Gefahr einer Ruptur (Einreißen und Abreißen der Sehne) sind Infiltrationen der Achillessehne mit Kortison verboten.

Sehr gut bewähren sich bei einigen häufigen Indikationen gut angelegte **Tape-Verbände.** Das sind stabilisierende Verbände der Sprunggelenke, die auch schmerzhafte Achillessehnen und Plantarfaszien entlasten können. In der Sportorthopädie und der Sportphysiotherapie kommen häufig starre stabilisierende Tapes zum Einsatz. In unserer Praxis verwenden wir »Kinesiotape«, ein hochelastisches Baumwollgewebe, mit dem bei korrekter Anwendung sowohl stabilisierende wie auch entlastende Tape-Verbände angelegt werden können. Die Auffassungen über Sinn und Unsinn von Tape-Verbänden gehen in der Therapeutenszene weit auseinander. Wir beschränken uns auf die genannten einfachen und bewährten Methoden, die Sie im nächsten Kapitel bei den entsprechenden Krankheitsbildern kennenlernen.

5. Häufige Krankheiten und ihre Behandlung

Liebe Leserinnen und Leser, ich komme nicht vom Thema ab, wenn ich Ihnen in einem Fußbuch auch von Störungen der Becken- und Kniegelenke berichte. So wie Muskeln in Muskelschlingen funktionieren, so arbeiten Gelenke in Gelenkketten zusammen. Benachbarte Gelenke unterstützen sich gegenseitig, wenn keine Störungen vorliegen. Andererseits kann bei einer funktionellen Störung in einer Gelenkebene die gesamte Gelenkkette gestört sein.

Blockierung der Kreuz-Darmbein-Gelenke

Synonyme: Iliosakralgelenkblockade, ISG-Blockade, SIG-Blockade, Blockierung der Beckengelenke.

Bei einer ISG-Blockade berichtet der Patient von meist lange bestehenden und stark wechselnden Schmerzen im tiefen Rücken, in der Hüftregion, in den Leisten, teils mit Ausstrahlung in die Beine. Bei Unterbauchbeschwerden und Schmerzen mit Ausstrahlung in die Genitalregion reiht sich oft eine fachärztliche Untersuchung an die andere, bis schließlich eine ISG-Blockade als Ursache erkannt wird. Die Beschwerden treten gehäuft nachts auf. Morgens beim Aufstehen, besonders nach langer Bettruhe am Wochenende, ist das Kreuz steif und schmerzt, bis nach dem Aufstehen die gestörten Gelenke »eingelaufen« sind. Langes Stehen oder Sitzen, insbesondere bei langen Autofahrten, verschlimmert die Beschwerden, langsames Gehen ist oft ebenfalls schmerzhaft (Stadtbummel), während flotte Bewegung fast immer guttut.

Hochgradig verdächtig auf eine ISG-Blockade sind gleichzeitige Kreuz- und Leistenschmerzen oder gleichzeitige Kreuz- und seitliche Hüftschmerzen. Seltener lokalisieren sich die ziehenden Schmerzen nur in einem Bein, in einem Kniegelenk oder in den Fußgelenken. Bei Frauen haben die Beschwerden oft »beim ersten Kind« angefangen und sind nie richtig zur Ruhe gekommen. Ein buntes Bild. Die ISG-Blockierung ist ein Chamäleon der Medizin.

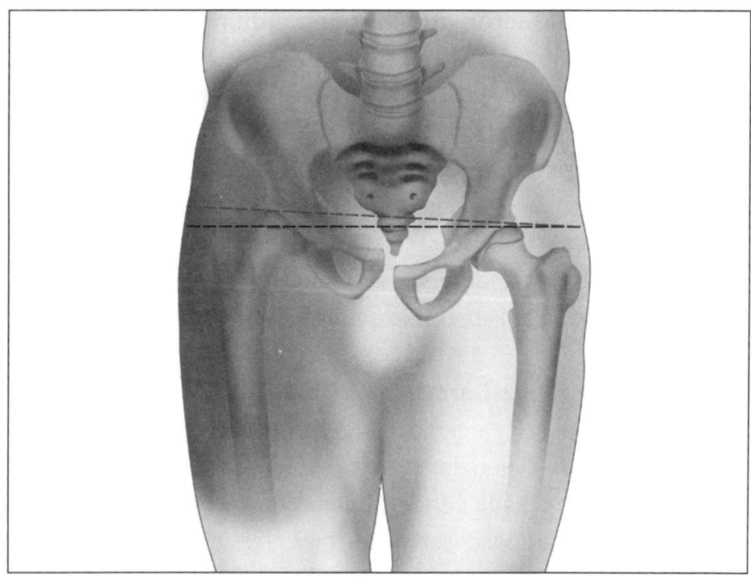

Variable Schmerzlokalisation und Schmerzausstrahlung bei ISG-Blockierung mit Beckenverwringung.

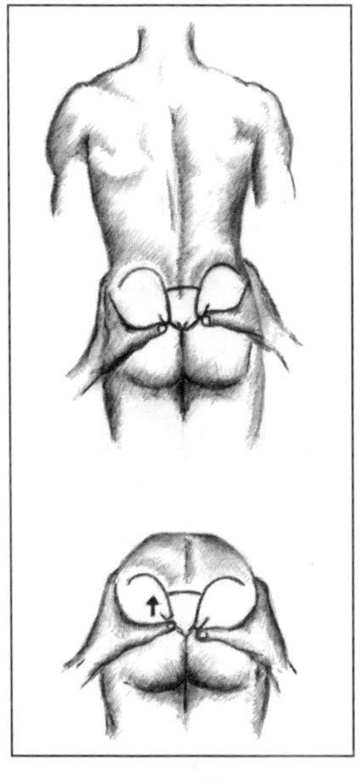

Der Therapeut findet bei der Untersuchung im Stehen ein »positives Vorlaufphänomen«, im Liegen eine »variable Beinlängendifferenz«. Der »Vorlauf« beruht auf einem Mitnahmeeffekt: Beim Vorbeugen im Stehen wird ein Wirbel nach dem anderen »abgerollt«. Wenn die Bänder zum nachfolgenden Wirbel straff sind, folgt dieser der Bewegung. Dies geschieht gleichzeitig, wenn die Gelenke beidseits frei beweglich sind. Ist eine Seite blockiert, geht das betroffene Gelenk mit dem darüberliegenden Wirbelkörper sofort mit und erzeugt ein gut sichtbares Vorlaufphänomen als Zeichen einer ISG-Blockade. In der Abbildung links zeigt das positive Vorlaufphänomen bei korrekter Positionierung der Daumen des Untersuchers eine ISG-Blockierung links an.

Während die Prüfung des »Vorlaufs« viel Erfahrung bedarf, um zuverlässige Resultate zu erhalten, ist die Prüfung der Beinlängen im Sitzen und Liegen leicht durchführbar und so aussagekräftig, dass sich allein daraus ein gut begründeter Verdacht auf eine Blockade ableiten lässt.

Bei der variablen Beinlängendifferenz werden die im Liegen und Sitzen unterschiedlichen Beinlängen geprüft. Dieses Phänomen ist auf den ersten Blick verblüffend, erklärt sich jedoch ganz einfach. Der Drehpunkt der Beckenschaufel liegt in der Rotationsachse des Kreuz-Darmbein-Gelenks. Die Hüftgelenkpfannen, in denen die Gelenkköpfe der Oberschenkelknochen aufgehängt sind, liegen deutlich tiefer und nach vorne verlagert. Die »exzentrische« Lagerung der Hüftköpfe bewirkt zweierlei: Erstens wird die Hüftpfanne nach oben verlagert, wenn sich die Beckenschaufel nach hinten dreht (was bei einer Blockierung fast immer der Fall ist); zweitens wird die Pfanne gleichzeitig leicht nach vorne verlagert.

Die Auswirklungen der Beckenverwringung werden nach dieser Analyse deutlich sichtbar: Im Liegen und Stehen erscheint das Bein auf der blockierten Seite zu kurz, im Sitzen zu lang. Da ein Bein nicht gleichzeitig zu kurz und zu lang sein kann, liegt der funktionelle Charakter der Störung auf der Hand und damit die gesicherte Diagnose einer Blockierung der Iliosakralgelenke mit Beckenverwringung.

Die exakte Diagnostik bleibt dem geübten Manualtherapeuten vorbehalten.

Die orientierende Diagnostik gelingt mit einfachen Mitteln. Verwirrung stiften die Befunde bei untypischer Blockierungsrichtung, bei doppelseitiger ISG-Blockierung und bei Kombinationsblockaden verschiedener Gelenke. Auch massive Muskelverkürzungen oder die Kombination von anatomischer »echter« Beinlängendifferenz mit funktionell bedingten Längenunterschieden erschweren die Diagnostik. Eine orientierende Beurteilung erlaubt dem nicht spezialisierten Arzt oder Therapeuten immerhin eine sinnvolle Weichenstellung für weitere qualifizierte Maßnahmen.

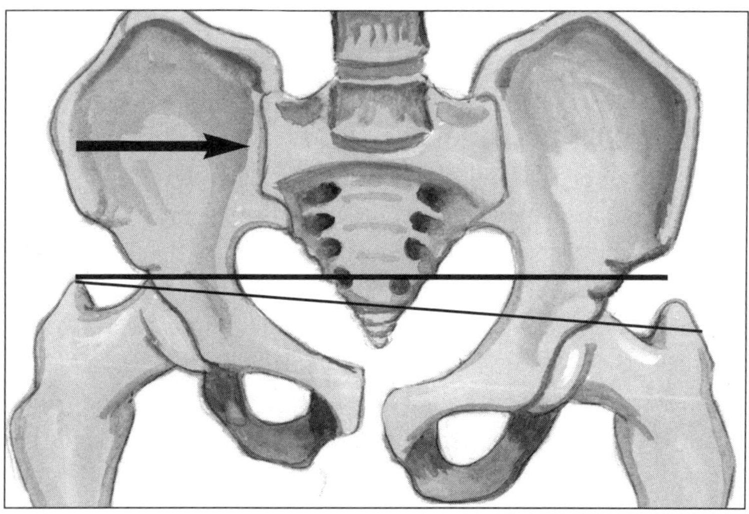

Eine Kreuz-Darmbein-Blockade ist praktisch immer verbunden mit einer »Beckenverwringung«. Dabei ist auf der blockierten Seite die Beckenschaufel meist nach hinten verdreht. Der Abstand zwischen dem Drehpunkt des Gelenks und dem vorderen Ende des Schambeins liegt bei 10 bis 15 Zentimetern. Eine kleine Drehung im Gelenk zeigt sich an einem deutlichen Ausschlag des »Zeigers«. Das Schambein verlagert sich bei typischer Blockierungsrichtung auf der blockierten Seite nach oben. In der Abbildung weist der Pfeil auf die »Stufe« hin.

Die Behandlung der ISG-Blockaden ist anspruchsvoll. Werden Grundregeln verletzt, gelingt sie in vielen Fällen gar nicht. Das Problem ist nicht die Beseitigung der aktuellen Blockade. Diese Aufgabe gelingt dem Geübten immer. Sie erfolgt schonend, ist schmerzlos und frei von Risiken. Die Herausforderung liegt in der Überwindung der ungeheuer großen Rückfallneigung.

Bewährt hat sich folgendes Vorgehen:
- Lösen der Blockade mit einer der zahlreichen manualtherapeutischen Techniken
- Intensive Schulung in Eigenübungen zur Selbstmobilisation der Gelenke
- Abbau der häufig begleitenden Muskeldysbalance
- Beheben von Kraftdefiziten der Rumpf-, Beckenboden-, Hüft- und Beinregion
- Beheben von Störfeldern wie Störungen der Kiefergelenke durch Bissfehler

Eigenübungen sind unerlässlich. Drei bewährte Übungen stelle ich Ihnen für die Rückfallprophylaxe vor:

Technik zur Selbstbehandlung der Kreuz-Darmbein-Gelenke nach Dr. Hack

Ausgangsposition und Durchführung: Sie liegen in Rückenlage mit leicht gespreizten Beinen auf der Liege. Auf der blockierten Seite nehmen Sie mit dem Daumenballen von oben Kontakt mit dem Beckenkamm auf und schieben das Hüftbein mit milder Kraft in Richtung Fuß. Auf der Gegenseite umgreifen Sie den »Darmbeinstachel« von unten und halten mit gleicher Kraft dagegen. Durch diese Übung bauen Sie im knöchernen Becken eine Spannung auf.

In diese Spannung hinein bewirkt eine lockere, wechselseitige Auf- und-ab-Bewegung beider Knie (5 bis 10 Zentimeter) eine Mobilisierung beider Kreuzbeingelenke.

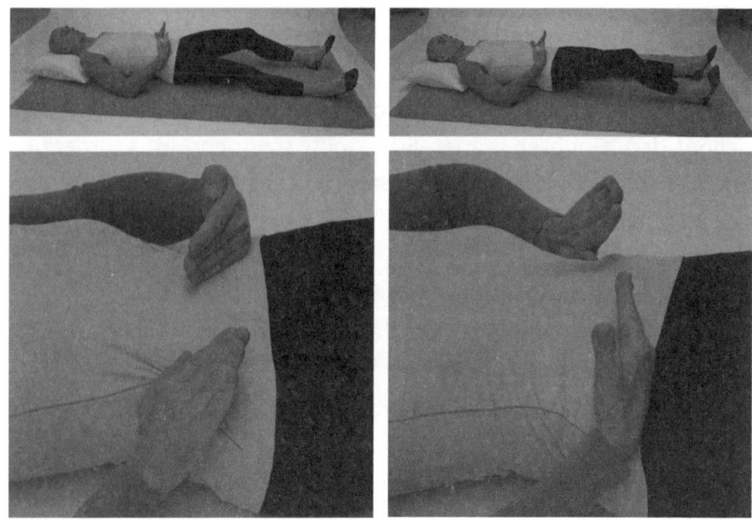

Sie beginnen auf der blockierten Seite (das zugehörige Bein ist verkürzt) mit einem milden Druck 15 Sekunden nach unten zu mobilisieren, dann 15 Sekunden in die Gegenrichtung und abschließend noch einmal 15 Sekunden in die ursprüngliche Richtung, jeweils mit Gegenhalt auf der anderen Seite. Der Zug nach oben geht zur gleichseitigen Schulter. Der Schub nach unten zielt zum entsprechenden Fuß. Diese Übung stellt nicht nur eine ideale Rückfallprophylaxe dar. Sie kann bei richtiger Technik ohne jedes Risiko auch therapeutisch eingesetzt werden.

Beckenmobilisation im Liegen

Diese Übung ist leichter zu erlernen als die oben gezeigte. Sie ist für die Rückfallprophylaxe gut geeignet und ebenfalls frei von Risiken.

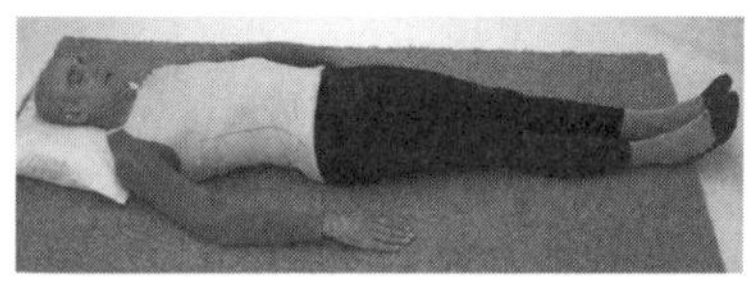

Ausgangsposition und Durchführung: In Position 1 liegen Sie in Rückenlage mit geschlossenen Beinen auf der Liege. Sie ziehen zuerst eine Hüfte, dann die andere in Richtung Ihrer Achselhöhlen. Während Sie eine Seite hochziehen, strecken Sie die andere Seite nach unten. Sie machen die Bewegungen langsam und im größtmöglichen Bewegungsumfang »bis zum Anschlag«.

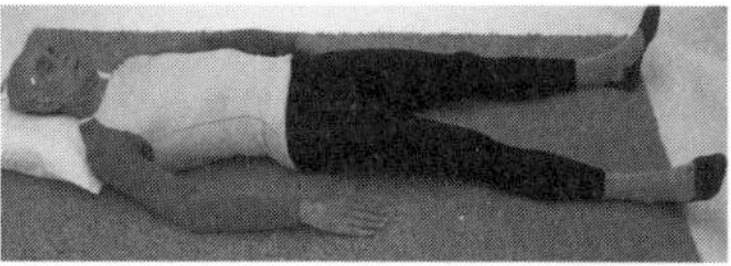

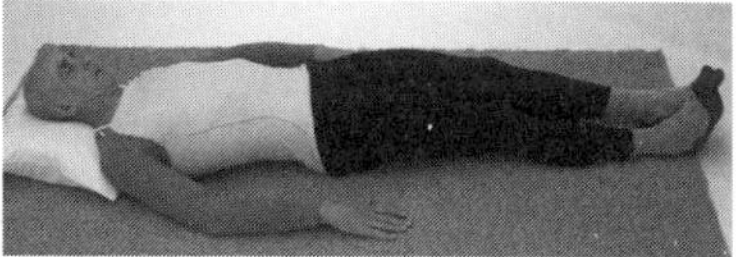

In Position 2 mit hüftbreit geöffneten Beinen wiederholen Sie die Übung. In Position 1 schließen Sie die Übung ab. Vier bis sechs Wiederholungen mit geschlossenen, geöffneten und erneut geschlossenen Beinen genügen für einen guten Erfolg.

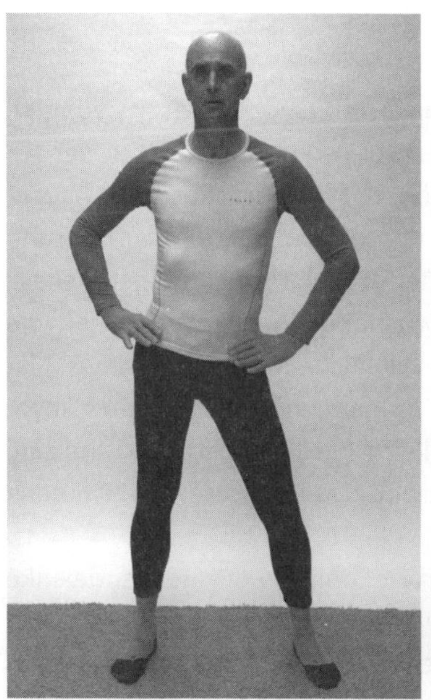

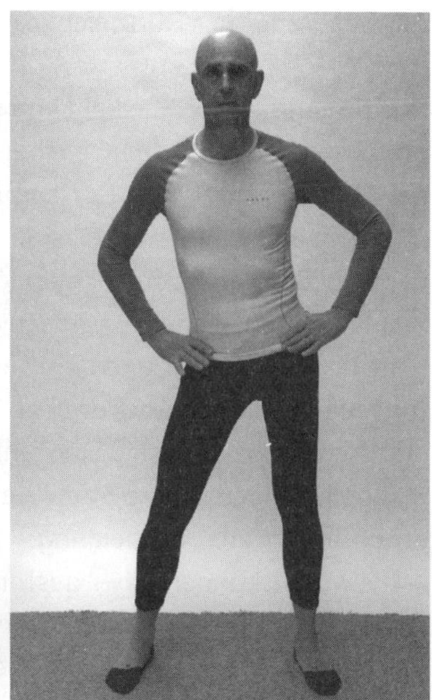

Ententanz

Ausgangsposition und Durchführung: Sie stehen mit deutlicher Grätsche fest auf dem Boden. Dann wackeln Sie schwungvoll mit dem Gesäß nach rechts und links. Der Oberkörper bleibt dabei ruhig. Die Knie weichen locker aus, weil sie sonst die dynamische Bewegung bremsen. Der Vorzug dieser simplen, ohne jede Vorbereitung durchführbaren Übung liegt in der Häufigkeit, mit der Sie Ihre Beckengelenke in Schwung bringen können.

Die bei chronischer Störung der ISG charakteristische Muskeldysbalance setzt sich aus den folgenden Komponenten zusammen:

• Schwäche der Gesäßmuskeln
(Hüftstrecker und Beckenaufrichtung)
• Kraftlose Bauchmuskulatur (Beckenaufrichtung)
• Verkürzungen der Lenden-Darmbein-Muskeln (Hüftbeuger)
• Verkürzung der birnenförmigen Muskeln
(Außendreher der Hüftgelenke)

Der birnenförmige Muskel (M. piriformis) zieht beidseits von den großen Rollhügeln zum Kreuzbein. Bei Verkürzung setzt er das zugehörige ISG unter Druck und erhöht das Blockierungsrisiko. Bauchmuskeln und Hüftstrecker sind gemeinsam für die Aufrichtung des Beckens verantwortlich. Beide Muskelgruppen neigen bei sitzender Lebensweise zur Abschwächung. Ihre Gegenspieler, die Hüft-Lenden-Beuger und die oberflächliche Rückenstreckmuskulatur, neigen im Gegensatz dazu zu Verkürzungen. Folgen dieser myofaszialen Dysbalance sind eine fehlende Beckenaufrichtung und eine mangelhafte muskuläre Stabilisierung des Beckens mit vermutlich erhöhter Blockierungsneigung.

Die Auswirkungen einer gestörten Funktion der Beckengelenke sind vielgestaltig. Nicht nur lokale Kreuzschmerzen und Schmerzen mit Ausstrahlungen in Hüften, Gesäß und Beine folgen dieser Störung nach. Die gesamte Statik ist durch den Beckenschiefstand beeinträchtigt. Deshalb kann eine ISG-Blockade an Störungen vom ersten Halswirbel bis zur Großzehe beteiligt sein.

Eine Alterspräferenz gibt es nicht. Vom Kindes- bis ins Greisenalter kann das ISG Ärger bereiten. Betrachtet man seine mechanische Funktion, insbesondere die hocheffektive Stoßdämpfung, so erscheint eine Beteiligung an degenerativen Veränderungen der unteren Bandscheiben plausibel. Wissenschaftlich erforscht sind diese Zusammenhänge bisher nicht.

Kräftigungstherapie bei Kreuzbeinstörungen

Vor einigen Jahren stellte ich einem meiner Lehrer in der Manuellen Medizin eine Frage, die mich schon lange beschäftigt hatte: Warum ist es so viel leichter, blockierungsbedingte Schmerzen am Bewegungsapparat durch die Kombination von Kräftigungstherapie und Chirotherapie zu überwinden, als durch Chirotherapie allein? Obwohl er mit Kräftigung wenig zu tun hatte, fand er eine überzeugende Antwort: Muskulatur ist der größte Schmerzdonator und zugleich der mächtigste Schmerzprotektor! Oder anders ausgedrückt: Muskulatur ist Schmerzquelle und schützt gleichzeitig vor Schmerzen – je nach Zustand dieses von Mensch und Medizin vergessenen Organs.

Krafttraining bei ISG-Blockierungen mit Rückfallneigung zielt auf die Kräftigung der Bauch- und Gesäßmuskulatur sowie sämtlicher Muskeln der Lenden-, Hüft- und Beinregion und wird, falls nötig, physiotherapeutisch begleitet durch eine Dehnung der Hüftbeuger und der birnenförmigen Muskeln.

In den folgenden Abschnitten lernen Sie unterschiedliche Fußblockaden und ihre Behandlung kennen. Diese Blockaden sind mir ein besonderes Anliegen: Sie sind sehr häufig, werden selten erkannt und noch seltener mit nachhaltigem Erfolg behandelt. Ich beschreibe die blockierungsbedingten Beschwerden und die blockierungstypischen Untersuchungsbefunde und stelle Ihnen darüber hinaus auch effektive Behandlungstechniken vor. Durch diese umfassende Darstellung möchte ich Ihnen das Thema nahebringen, möchte Sie aber keinesfalls verleiten, zur Selbsthilfe zu greifen. Manuelle Therapie ist ein Handwerk, und wie jedes Handwerk beruht es auf Wissen, Übung und langjähriger Erfahrung.

Wadenbeinköpfchen-Blockaden

Das Wadenbeinköpfchen bildet mit dem Schienbein eine gelenkähnliche, geringfügig verschiebliche Verbindung. Diese Beweglichkeit im oberen Sprunggelenk ist eine Voraussetzung für das vollständige Heben des Fußes. Dabei hebt und senkt sich das Wadenbein und dreht sich etwas. Eine Blockierung hebt diese Beweglichkeit auf und wirkt sich wie ein Hemmschuh auf das Beugen und Strecken des Fußes aus.

Der Patient berichtet manchmal von diffusen seitlichen Kniegelenkschmerzen. Sehr oft bleiben diese Blockaden stumm, werden also nicht von lokalen Beschwerden begleitet. Der Therapeut findet im Seitenvergleich eine deutlich eingeschränkte, oft vollständig aufgehobene Beweglichkeit des Wadenbeinköpfchens.

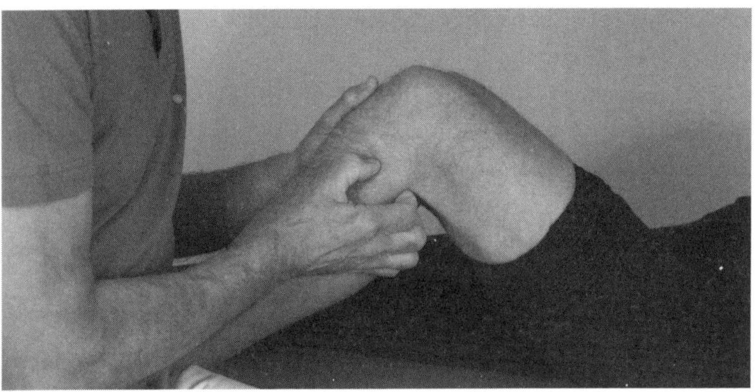

Prüfung der Verschieblichkeit der Wadenbeinköpfchen im Seitenvergleich.

Die Behandlung gelingt sehr gut mit folgender Manipulation: Der Fuß wird in vollständiger Pronation (Anheben des seitlichen Fußrands) und voller Beugung im oberen Sprunggelenk gehalten und das Kniegelenk passiv mit einem kräftigen Impuls vollständig gebeugt. Meist löst sich die Blockade mit einem kleinen Geräusch. Sicherheit schafft die Bewegungsprüfung im Seitenvergleich.

Diese Prozedur darf der erfahrene Therapeut nur einem schmerzfreien und frei beweglichen Knie zumuten! Alternativ kommen sanfte Mobilisationstechniken zum Einsatz.

Sprunggelenkblockaden

Blockierungsbedingte Bewegungseinschränkungen im oberen Sprunggelenk lassen sich von Einschränkungen durch eine fortgeschrittene Sprunggelenkarthrose nur durch einen Behandlungsversuch unterscheiden. Der Patient berichtet häufig von einer Bewegungseinschränkung, die er beim Treppensteigen, Wandern oder Bücken verspürt. Häufig bemerkt er einen deutlichen Seitenunterschied in der Beweglichkeit der Sprunggelenke. Der Therapeut findet eine im Seitenvergleich eingeschränkte Beweglichkeit im oberen Sprunggelenk, meist mit einem harten Anschlag bei endgradiger Beugung. Ist die Einschränkung der Beweglichkeit durch eine starke Verkürzung der Achillessehne und der Wadenmuskulatur bedingt, ist der Anschlag nicht hart, sondern elastisch. Eine Verkürzungsprüfung bezüglich Achillessehne und Wadenmuskulatur hilft bei der Differenzierung möglicher Ursachen.

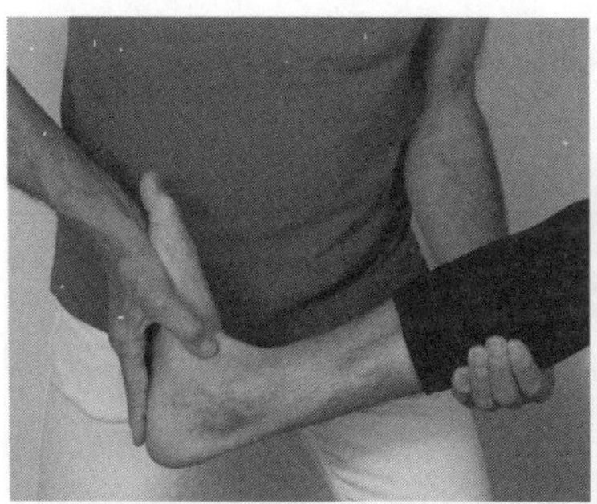

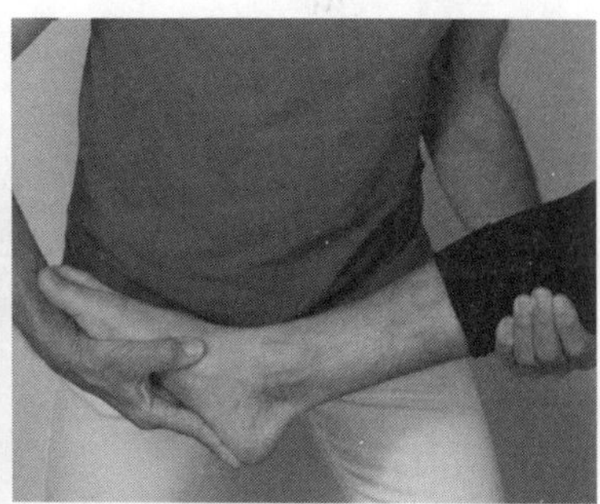

*Im **unteren Sprunggelenk** können sich Bewegungseinschränkungen zeigen, häufiger aber eine übermäßige Beweglichkeit bei Instabilität nach Außenbandverletzungen oder bei schwachem Bindegewebe.*

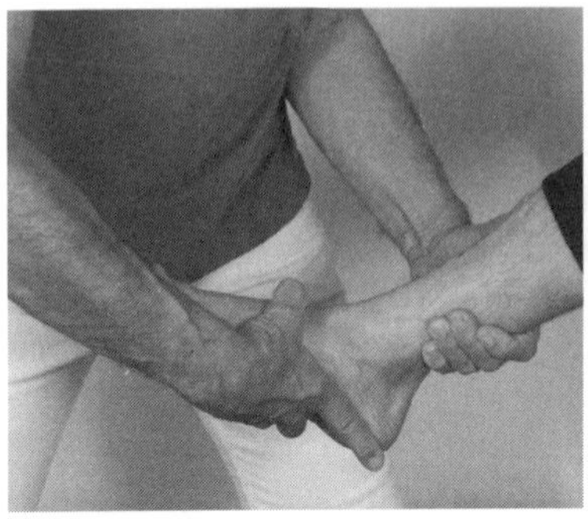

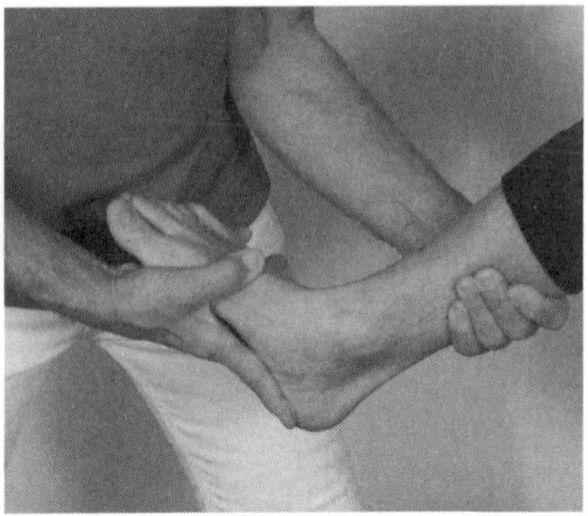

Der Fuß wird um eine schräg verlaufende Achse in Supinationsrichtung (linkes Bild) und Pronationsrichtung (rechts Bild) gedreht und die Beweglichkeit im Seitenvergleich geprüft.

Die Behandlung ist bei Verdacht auf eine Blockierung einfach und risikofrei: Der Patient liegt entspannt auf dem Rücken, die Kniegelenke sind auf einer Rolle gelagert, nach korrekter Einstellung des Fußes (anatomische Neutralstellung und Vorspannung der Bänder) löst der Therapeut mit einem kräftigen Ruck die Blockade. Der Impuls verläuft dabei entlang der Unterschenkelachse. Der Behandlungserfolg lässt sich im Seitenvergleich der Fußbeweglichkeit leicht überprüfen.

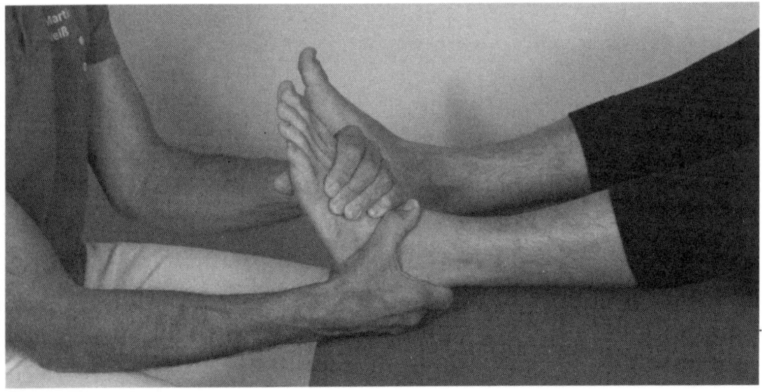

Die Manipulation des linken Sprunggelenks gelingt nach Vorspannung der Bänder durch einen kurzen, kräftigen Ruck.

Wie bei allen Blockierungsleiden bedarf es auch bei Blockierungen der Wadenbeinköpfchen und der Sprunggelenke gezielter **Eigenübungen zur Rückfallprophylaxe:**

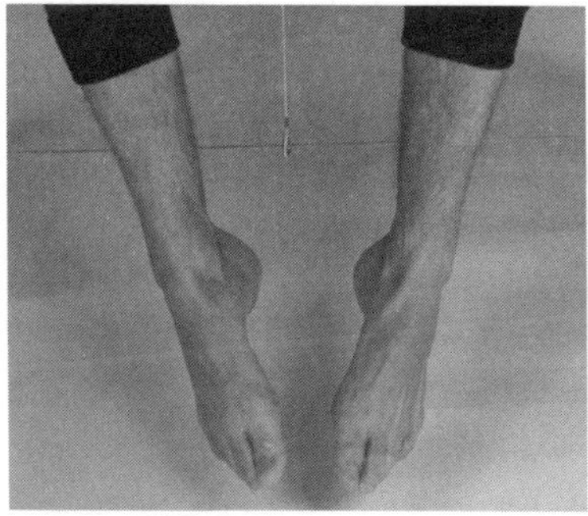

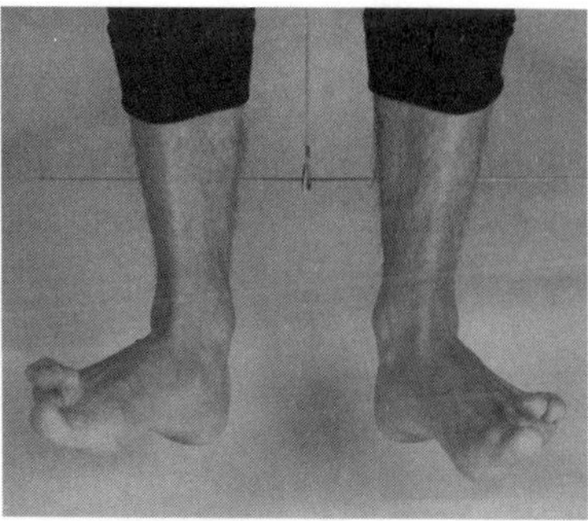

Bei locker hängendem Unterschenkel werden die Fußspitzen im größtmöglichen Bewegungsumfang nach innen unten und außen oben geführt. Mobilisiert werden die Wadenbeinköpfchen sowie die oberen und unteren Sprunggelenke. Diese Übung wird 3- bis 5-mal wiederholt und über einige Wochen mehrmals täglich durchgeführt. Die präzise Bewegungsführung ist wichtiger als die Anzahl der Wiederholungen.

Fußwurzelblockaden

Fußwurzelblockaden sind viel häufiger als Wadenbein- oder Sprunggelenkblockaden. Sie bleiben oft jahrelang schmerzfrei und machen sich dann nur durch Steifigkeit und ein unharmonisches Abrollverhalten der Füße bemerkbar. Bei zunehmenden Beschwerden berichten die Patienten von Schmerzen in der Fußwurzel und am Fußrücken sowie häufig von einem Taubheitsgefühl. Charakteristisch für Blockierungen sind morgendliche Anlaufbeschwerden, die sich bei zunehmender Alltagsbewegung wieder beruhigen.

Der Therapeut findet häufig einen steifen, dysfunktionalen Fuß, der sich – ohne Übertreibung – oft wie ein Stück Holz anfühlt. Bei weniger deutlich ausgeprägten Befunden lassen sich im Seitenvergleich Bewegungsunterschiede in der Chopart-Linie und in der Lisfranc-Linie finden. Die Chopart-Linie beschreibt die Verbindung von Sprungbein und Fersenbein mit Kahn- und Würfelbein. In dieser Linie ist eine geringe Beweglichkeit nach oben, nach unten und nach beiden Seiten möglich, die im Seitenvergleich geprüft wird. Die Lisfranc-Linie bezeichnet die Verbindung der drei Keilbeine und des Würfelbeins mit den Mittelfußknochen. Diese Linie ist so verzahnt, dass eine geringe Beweglichkeit nur nach oben und unten festgestellt werden kann.

Mit viel Übung lassen sich auch isolierte Einschränkungen der Beweglichkeit des Kahnbeins, der Keilbeine und des Würfelbeins feststellen. Auch bei diesen differenzierten Funktionsprüfungen werden die Befunde im Seitenvergleich beurteilt.

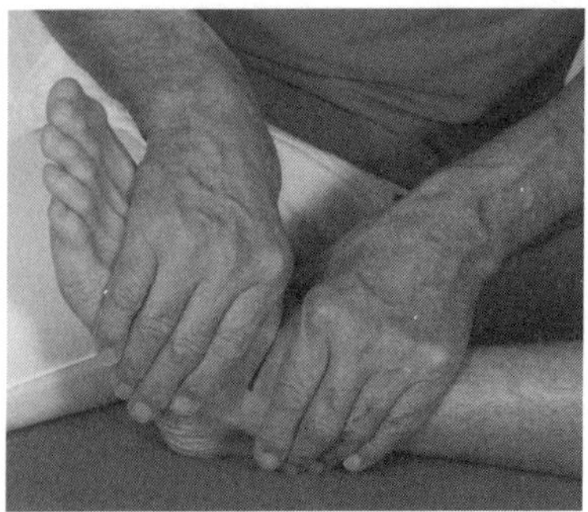

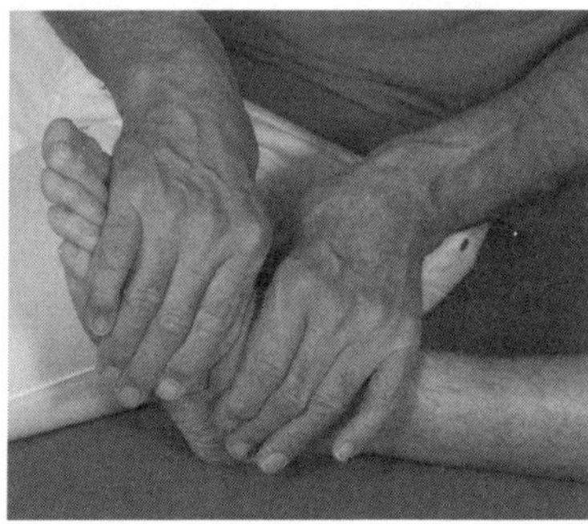

Orientierende Prüfung der Beweglichkeit in der Chopart-Linie (links) am Übergang zum Sprunggelenk und in der Lisfranc-Linie (rechts) im Übergang zu den Mittelfußknochen.

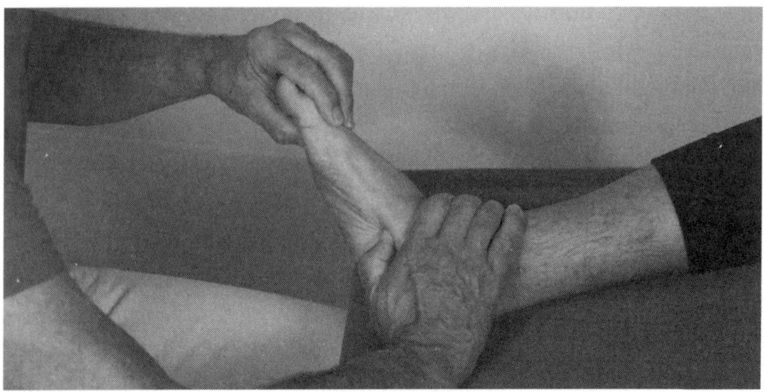

Prüfung der Beweglichkeit des Kahnbeins: Der Daumen der rechten Hand ist in gutem Kontakt mit dem Kahnbein. Die Finger der linken Hand umfassen die ersten beiden Mittelfußknochen mit den zugehörigen Zehen und prüfen die Beweglichkeit.

Die Behandlung von Fußwurzelblockaden ist anspruchsvoll. Sie gelingt manchmal mit einer einfachen und risikofreien Manipulation, bei der der Therapeut den Mittelfuß mit einem Klammergriff umfasst und nach Einstellen des Gelenks (siehe oben unter Behandlung des Sprunggelenks) einen kräftigen Ruck in Richtung der Fußachse ausführt.

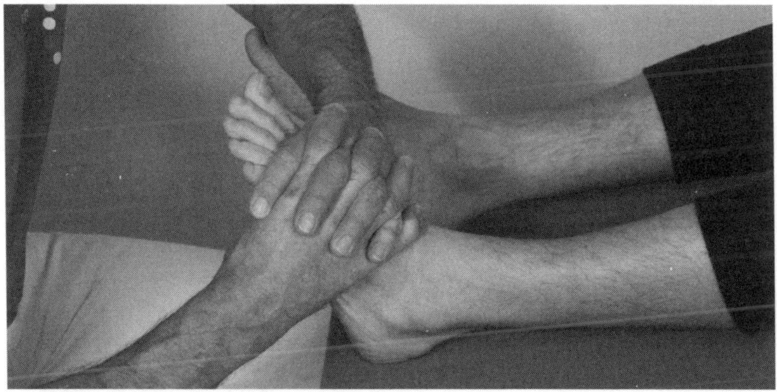

Auch wenn die allgemeine Beweglichkeit der Fußwurzel dadurch oft verbessert wird, bleiben doch häufig Bewegungseinschränkungen des Kahnbeins und der Keilbeine bestehen. Diese können mit gezielten kreisförmigen Bewegungen nach innen und nach außen mobilisiert werden. Dabei fasst der Therapeut mit Daumen, Zeigefinger und Mittelfinger der einen Hand das Kahnbein und mit der anderen Hand die Mittelfußknochen 1–3 und führt abwechselnd unter leichtem Zug kreisende Bewegungen nach innen und außen durch. Bei einer Würfelbeinblockade umfassen Daumen, Zeige- und Mittelfinger der einen Hand das Würfelbein und die andere Hand die Mittelfußknochen 5 und 6. Die Behandlung unterscheidet sich nicht von der Mobilisation der Kahn- und Keilbeine.

Gelingt die Mobilisierung mit dieser sanften Methode nicht, bleibt am Ende die Manipulation mit »Hammer und Meißel«. Diese Werkzeuge wurden von René Somers entwickelt, einem herausragenden Fußtherapeuten aus Amsterdam. Sie bewähren sich bei der Behandlung stark verkeilter Fußwurzelblockaden und gehören in die Hand erfahrener Manualtherapeuten. Diese sollten beachten, dass sich nur die Keilbeine 2 und 3 vom Fußrücken zur Fußsohle verjüngen und sich dementsprechend gut durch einen von unten nach oben gerichteten Impuls lösen lassen. Bei inzwischen 100-fachem Gebrauch dieser Werkzeuge haben wir in unserer Praxis bisher bei sehr guten Behandlungserfolgen nie ernsthafte Nebenwirkungen festgestellt.

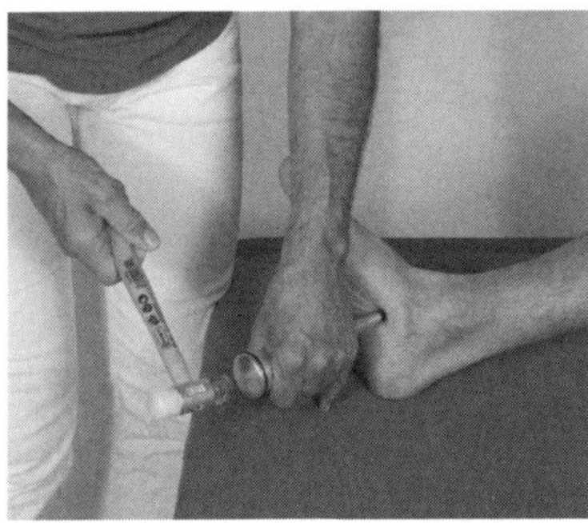

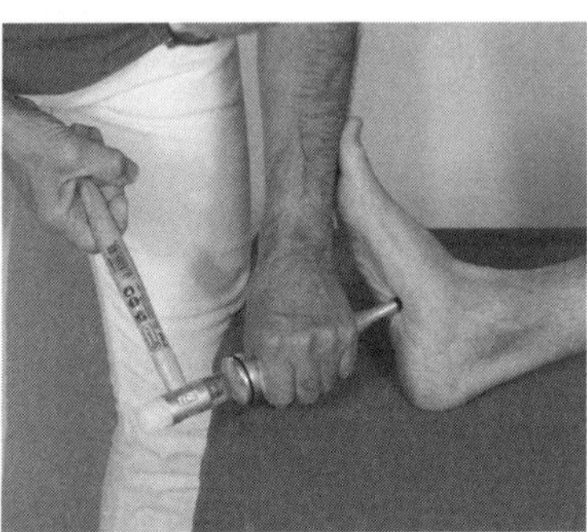

Gezielte Manipulation des Kahnbeins (linkes Bild) und der Keilbeine (rechtes Bild). Bei orthograd aufgesetztem Meißel reicht ein geringer Impuls zur Lösung hartnäckiger Blockaden.

Diese Prozedur ist erfahrenen Therapeuten vorbehalten! Alternativ kommen sanfte Mobilisationstechniken zum Einsatz.

Nach erfolgreicher Behandlung schließen sich wegen der hohen Rezidivgefahr häusliche Übungen zur Rückfallprophylaxe an.

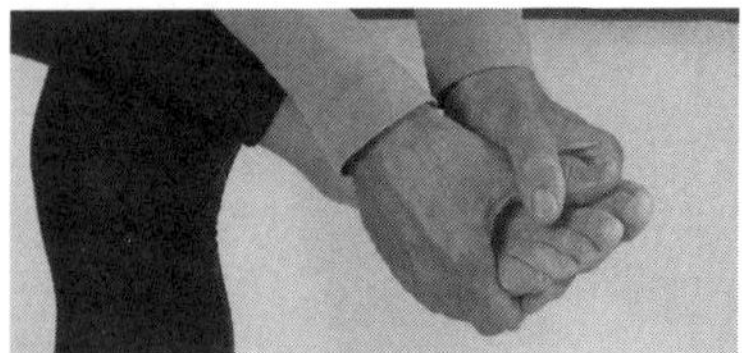

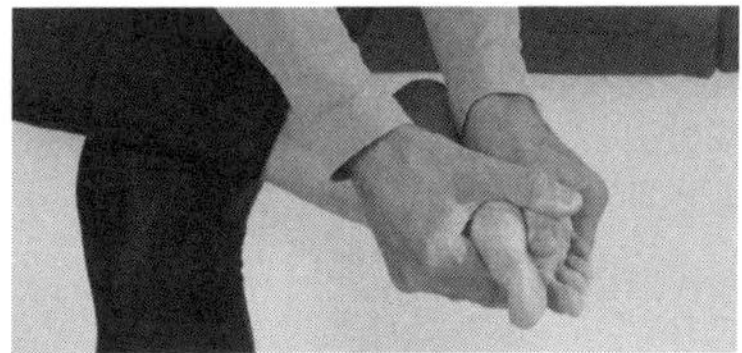

Der Fuß wird um eine schräg verlaufende Achse kräftig nach innen und außen verdreht. Sämtliche Fußknochen sind durch kräftige Bänder gut gesichert. Eine Gefahr geht von dieser Mobilisierung nicht aus.

Komplexe Fußblockaden

Bei komplexen Fußblockaden sind zahlreiche, meist sogar alle Fußwurzelknochen, das Sprunggelenk und das Wadenbeinköpfchen blockiert. Die Behandlung entspricht dem bereits besprochenen Procedere. Der Befund dieser Blockierungsform hat allerdings überragende Bedeutung: Bei Fußblockaden über mehrere »Etagen« findet sich bei der körperlichen Untersuchung (bei guter Beweglichkeit der Hüftgelenke) häufig eine stark eingeschränkte Einwärtsdrehung des gestreckten Beins.

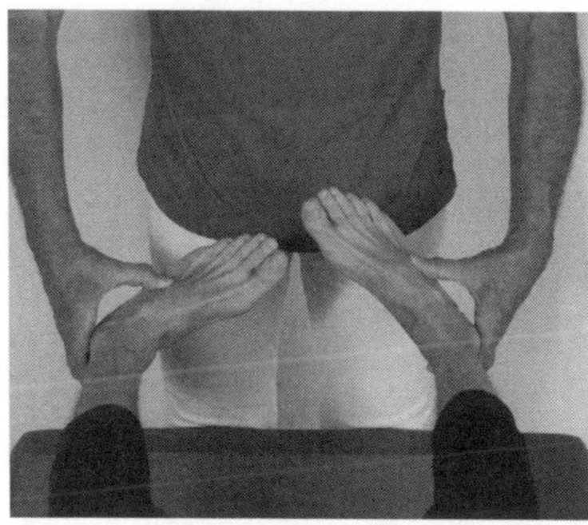

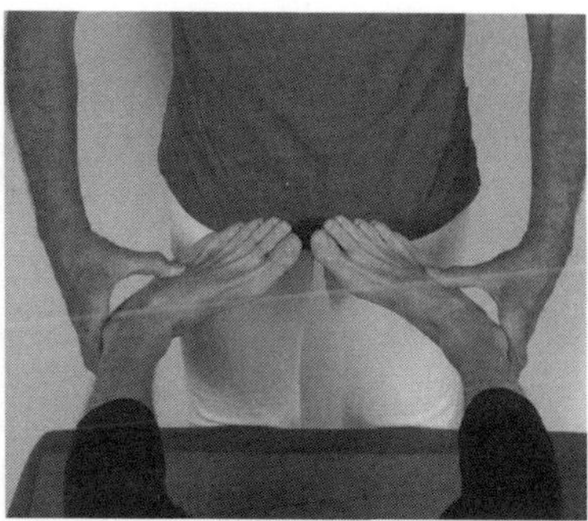

Mit erfolgreicher Manualtherapie normalisiert sich sofort auch dieser Befund. Fußblockaden haben demnach auch eine Auswirkung auf den natürlichen Gang des Menschen.

Blockierungen der Großzehengrundgelenke

Für den natürlichen Gang ist die freie Beweglichkeit im Großzehengrundgelenk besonders wichtig. Der Fuß setzt mit der Ferse oder mit dem Mittelfuß auf, rollt über die Fußaußenseite ab, verlagert die Belastung über die Mittelfußköpfchen nach innen und stößt sich nach vollständiger Streckung im Großzehengrundgelenk ab. Einschränkungen vor allem der Streckung im Großzehengrundgelenk beruhen meist auf degenerativen Veränderungen dieses stark beanspruchten Gelenks. Aber auch eine Blockierung kann isoliert oder in Kombination mit Arthrose Ursache der Bewegungseinschränkung sein. Eine Klärung gelingt nur über einen Behandlungsversuch.

Der Patient berichtet meist von eingeschränkter Beweglichkeit und Schmerzen bei längerem Gehen. Der Therapeut findet eine im Seitenvergleich deutliche Bewegungseinschränkung vor allem für die Streckung (Bewegung nach oben) des Gelenks. Die Behandlung erfolgt als Mobilisation, bei der unter Zug in Richtung der Achse der Großzehe der erste Mittelfußknochen nach unten und gleichzeitig die Großzehe nach oben schonend mobilisiert wird. Bei erfolgreicher Behandlung lässt sich die verbesserte Beweglichkeit im Seitenvergleich leicht feststellen.

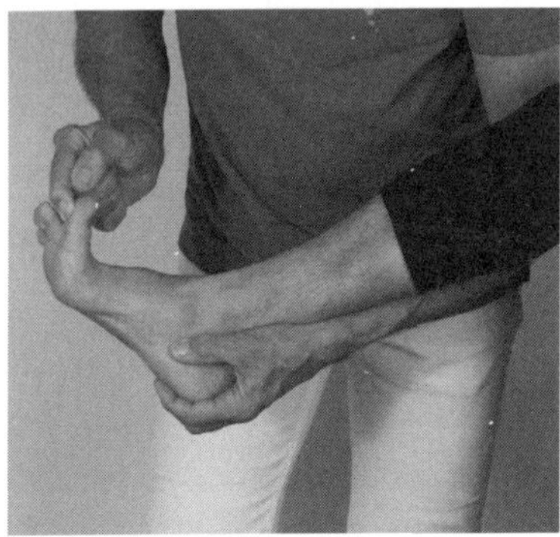

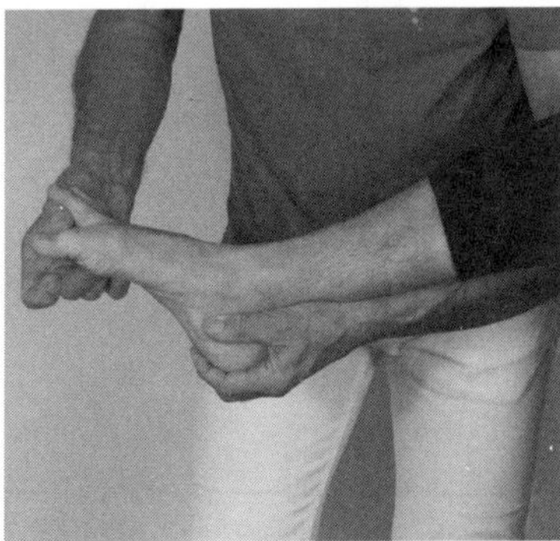

Die Beugung (Bewegung nach unten) sollte 70 bis 80 Grad und die Streckung 40 Grad betragen.

Arthrose im Großzehengrundgelenk und Hallux rigidus

Liegt die Bewegungseinschränkung im Großzehengrundgelenk an einer fortgeschrittenen Arthrose, spricht man vom Hallux rigidus. Wegen der großen Bedeutung der vollen Streckung dieses Gelenks beim Gehen und Laufen ist mit dieser Störung eine deutliche Beeinträchtigung verbunden. Einfache Hilfe bieten Schuhe, die durch die Form der Sohle das Abrollen begünstigen. Bei Berg- und Wanderschuhen gehören solche Sohlen oft zur Standardausrüstung und bieten erhebliche Entlastung bei längeren Wanderungen. Besonders bei ausgeprägten und schmerzhaften Befunden versprechen vom Orthopädietechniker angefertigte Einlagen und Veränderungen der Schuhsohlen (Schmetterlingsrollen) wirksame Hilfe.

Senk-, Platt-, Knick- und Spreizfüße

Im zweiten Kapitel des ersten Teils dieses Buchs habe ich mich bereits ausführlich mit der sehr weit verbreiteten und aus meiner Sicht unkritischen Verordnung von stützenden Einlagen bei Fußdeformitäten auseinandergesetzt. Bei Schmerzen können stützende Einlagen vorübergehend sinnvoll oder sogar notwendig sein. Eine dauerhafte Einlagenversorgung ist aber nur gerechtfertigt, wenn eine Rekonditionierung der Füße nicht möglich oder vom Patienten nicht gewünscht ist.

Senk-, Platt-, Knick- und Spreizfüße sind schwer wieder »in Form« zu bringen – unmöglich ist es aber nicht. Regelmäßige Spiraldynamik® und vor allem der tägliche Gebrauch von Minimalschuhen bieten sehr gute Möglichkeiten, die Fußsohlenmuskeln und die Wadenmuskulatur zu kräftigen und damit den sonst ungebremst fortschreitenden Deformierungen entgegenzuwirken.

Ausgeprägte Knickfüße (übermäßige Pronationsneigung beziehungsweise starkes Einknicken nach innen) sind eine besonders gute Indikation für gezieltes Krafttraining. Kieser Training bietet bei diesem Befund mit den Übungen B3 und B4 ein gezieltes Training an. Mit B3 werden die Pronatoren (heben den seitlichen Fußrand an) und mit B4 die Supinatoren (heben den inneren Fußrand an) trainiert. Ergänzt werden diese Übungen durch J1 (Kräftigung der Wadenmuskeln) und B8 (Kräftigung der Fußheber). Mit diesen vier Übungen werden die Sprunggelenke sehr viel stabiler, und eine übermäßige Pronationsneigung kann sich bessern.

Die Entscheidung, ob die bereits verformten Füße durch Einlagen zwar schmerzfrei gemacht, andererseits aber dem Verfall preisgegeben werden sollen oder ob zumindest der Versuch unternommen wird, dem Leiden aktiv entgegenzuwirken, sollte vom Patienten getroffen werden, nicht vom Orthopäden.

Bei sehr ausgeprägten Fußdeformitäten bei älteren und alten Patienten gibt es wohl nur selten eine Alternative zur Versorgung mit maßgefertigten orthopädischen Einlagen.

Hallux valgus

Hallux valgus gehört zu den häufigen Fußdeformitäten und ist mit Abstand die häufigste, die aus kosmetischen und medizinischen Gründen operiert wird. »Hallux« ist die Großzehe und »valgus« bezeichnet die Fehlstellung der nach außen abweichenden Großzehe, die sich zugleich etwas dreht und die benachbarten Zehen überlagern kann. Wie auf nachfolgendem Foto gut zu sehen ist, weicht nicht nur die Großzehe nach außen, sondern auch der erste Mittelfußknochen nach innen ab. Durch die falsche Belastung des Vorfußes verformen sich die benachbarten Zehen oft zu Hammer- und Krallenzehen. Damit wird klar, dass Hallux valgus kein isoliertes Problem der Großzehe ist. Der gesamte Fuß und sogar die Wadenmuskulatur sind am Entstehen dieser Deformitäten beteiligt.

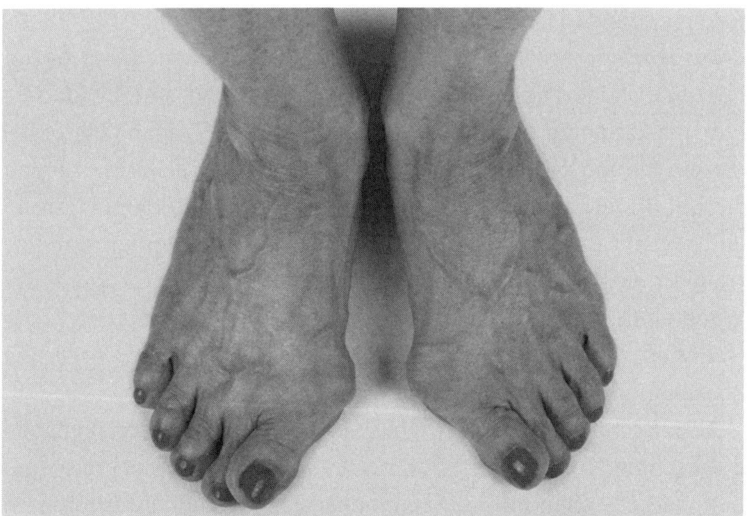

Hallux valgus ist kein Schönheitsfehler. Beim Gehen und noch mehr beim Laufen lasten kurz vor dem Abstoß des Fußes über 40 Prozent des Körpergewichts auf der im Grundgelenk gestreckten Großzehe. Für diese tausendfachen Belastungen benötigt der Fuß die volle Beweglichkeit im Grundgelenk der Großzehe. Sie bildet mit dem ersten Mittelfußknochen und der gelenkigen Verbindung zur Fußwurzel eine stabile Achse, die hohen Belastungen gewachsen ist. Bei ausgeprägtem Hallux valgus hält der Fuß den üblichen Belastungen schon beim Gehen nicht mehr stand. Sportliche Aktivitäten mit Beteiligung der Füße sind dann kaum möglich.

Die Ursachen dieser Fehlstellung sind komplex: Besonders häufig entwickelt sich ein Hallux valgus bei Frauen mit erblicher Belastung. Die Deformität kommt also in manchen Familien gehäuft vor. Dazu kommen individuelle, also beeinflussbare Risiken: Schuhe mit hohen Absätzen, insbesondere High Heels, haben etwas gemeinsam mit Verkürzungen der Wadenmuskeln, der Achillessehnen, der Fußsohlenmuskeln und der Plantarfaszien[40]. Die Gemeinsamkeit besteht darin, dass sowohl hohe Absätze als auch die genannten Verkürzungen auf Schritt und Tritt den Druck auf den Vorfuß erhöhen und ihn langfristig überlasten. Ein weiteres Risiko entsteht durch enge, spitz zulaufende Schuhe, die dem Vorfuß nicht genügend Platz bieten.

Die Fehlstellung entwickelt sich in Stufen: Schwache Fußsohlen- und Wadenmuskeln begünstigen die Entwicklung zum Spreizfuß, der bei Lockerung des Bindegewebes zwischen den ersten beiden Mittelfußknochen weiter zunimmt. Diese Verbindung ist eine entwicklungsgeschichtlich bedingte Schwachstelle: Der erste Strahl[41] entsprach ursprünglich einem »Daumen« und hat sich erst mit der Entwicklung des aufrechten Gangs dem zweiten Strahl angenähert. Der Vorfuß wird mit zunehmendem Spreizfuß immer breiter, und die Großzehe weicht mehr und mehr nach außen ab. Lockert sich zusätzlich die gelenkige Verbindung der Fußwurzel zum ersten Mittelfußknochen,[42] verliert das Grundgelenk der Großzehe den für

---

40 Plantarfaszien sind kräftige Bindegewebsplatten an den Fußsohlen, die dem Schutz vor mechanischen Einwirkungen beim Barfußlaufen dienen.

41 Als „Strahl" bezeichnet man am Fuß die Verbindung von Fußwurzelknochen, Mittelfußknochen und Zehe. Der „erste Strahl" setzt sich zusammen aus dem Kahnbein, dem ersten Keilbein, dem ersten Mittelfußknochen und der Großzehe.

42 Der medizinische Fachbegriff für dieses Gelenk lautet: Tarsometatarsalgelenk (TMT-1-Gelenk).

den menschlichen Gang wichtigen Bodenkontakt. Diese Kette ungünstiger Veränderungen drängt die Großzehe immer stärker in die typische Fehlstellung.

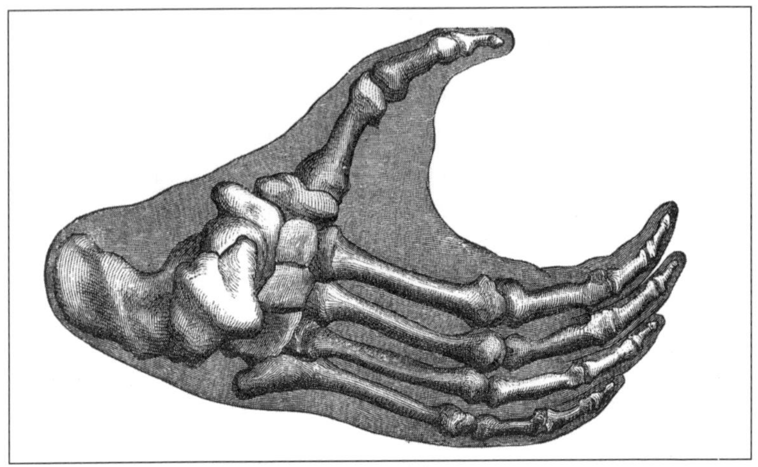

In frühen Entwicklungsstufen der Gattung Homo war der Fuß als Greiforgan ausgebildet. Vor etwa 2 Millionen Jahren war bei Homo erectus die Umwandlung zum Fuß des modernen Menschen weitgehend abgeschlossen.

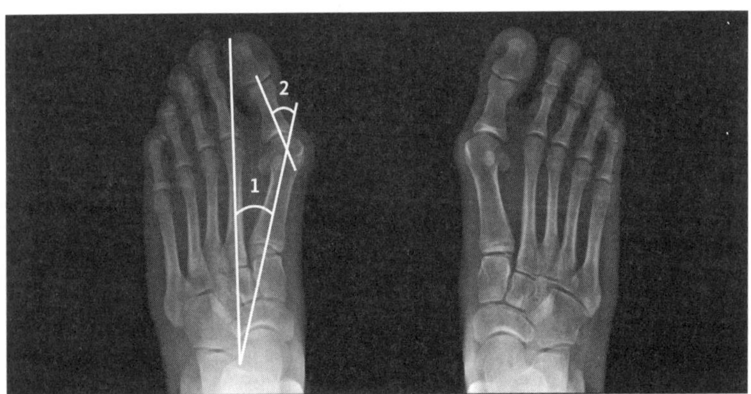

Der Winkel zwischen dem ersten und dem zweiten Mittelfußknochen (1) liegt beim linken Fuß bei zirka 16 Grad und ist damit deutlich zu groß. Beim gesunden beträgt der Winkel 5 bis 10 Grad. Bei 10 bis 15 Grad liegt ein Spreizfuß, bei über 15 Grad ein ausgeprägter Spreizfuß vor. Der Hallux-valgus-Winkel (2) beträgt beim gesunden maximal 20 Grad. Mit 34 Grad ist der Winkel bei dieser Patientin deutlich zu groß.

Schmerzen entstehen beim Hallux valgus durch Druck auf den verdickten und oft geröteten Zehenballen, der gegen das Schuhwerk drückt, und durch Verlagerung der Gewichtsbelastung von der Großzehe zu den benachbarten Zehen. Durch Überlastung der Mittelfußköpfchen und die Ausbildung von Krallen- und Hammerzehen kommt es zum »vorderen Fußsohlenschmerz« – der Metatarsalgie. Die nach langem Krankheitsverlauf häufig hinzukommende Arthrose im Großzehengrundgelenk kann sich ebenfalls schmerzhaft aktivieren.

Die konservative Therapie mit Spiraldynamik® und regelmäßigem Barfußgehen (ohne und mit Minimalschuhen) bietet bei frühzeitiger Diagnose und rechtzeitigem Therapiebeginn eine gute Chance, einer weiteren Verschlechterung vorzubeugen, oder sogar die Chance auf Heilung. Christian Larsen, der Erfinder der Spiraldynamik®, konnte in Einzelfällen[43] nach einjähriger Behandlung die vollständige Korrektur des Hallux valgus nachweisen. Einfach abzuwarten ist beim beginnenden Hallux valgus jedenfalls keine vernünftige Strategie. Mit zunehmender Fehlstellung der Großzehe und des ersten Mittelfußknochens sinkt die Chance auf eine erfolgreiche konservative Therapie.

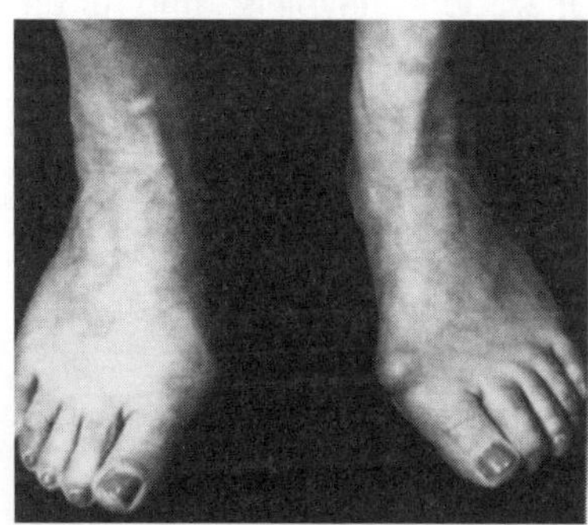
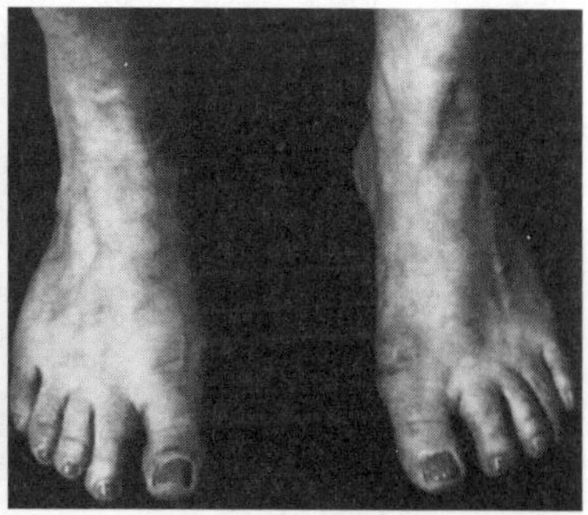

Die Fotos zeigen den sehr guten Behandlungserfolg nach einem Jahr Spiraldynamik®.

43 Larsen, Christian: Füße in guten Händen, Stuttgart 2014, Abbildung auf Seite 5.

Die Kräftigung der Wadenmuskeln unterstützt die konservative Behandlung. Hervorzuheben ist dabei die Funktion des langen Wadenbeinmuskels: Seine Hauptfunktion ist die Pronation, also das Anheben des äußeren Fußrands. Zusätzlich sichert er den Kontakt des »ersten Strahls« (der Achse aus Fußwurzelknochen, erstem Mittelfußknochen und Großzehe) zum Boden und verhindert das Ausweichen des ersten Mittelfußknochens nach innen. Diesen Muskel können Sie im Kieser Training gezielt mit der Übung B3 (Pronation) trainieren.

Die Operation des Hallux valgus steht oft am Ende eines langen Leidenswegs. Vor einer Operation schrecken viele Patienten zunächst zurück, bis diese dann unvermeidlich wird. In der wissenschaftlichen Literatur werden über 200 unterschiedliche Operationstechniken beschrieben. Diese Zahl legt nahe, dass es noch keinen Konsens über die beste operative Behandlung gibt. Andererseits kann es kein einheitliches Standardverfahren geben, da der Operateur neben der Fehlstellung der Großzehe viele weitere Befunde des kranken Fußes berücksichtigen muss.

Es kommt auf die Expertise des Operateurs an, und deshalb sollten Sie sich für die Beratung, ob eine Operation sinnvoll ist, und für die Operation einem erfahrenen Fußchirurgen anvertrauen. Für eine operative Behandlung sprechen neben Schmerzen durch Druck auf den Ballen oder beim Gehen folgende Befunde: Die Stellung der Großzehe lässt sich passiv nicht mehr ausreichend korrigieren, und das Gelenk zwischen dem ersten Mittelfußknochen und dem Großzehengrundgelenk ist »dezentriert« – das heißt, dass der Gelenkkopf des Mittelfußknochens nicht mehr richtig in der Gelenkpfanne des Grundgelenks sitzt. Richtig beurteilen kann man das anhand einer Röntgenaufnahme.

80 Prozent der Patienten sind mit dem Behandlungserfolg zufrieden. Ursachen für Unzufriedenheit sind unvollständige Korrekturen, Rückfälle oder vermehrte Beschwerden. Die begrenzten Erfolgsaussichten sind ein Grund mehr, frühzeitig auf eine kompetente konservative Behandlung zu setzen.

Fußsohlenschmerz

Der vordere Fußsohlenschmerz (Metatarsalgie) steht oft im Zusammenhang mit einem Hallux valgus und wurde im vorangehenden Absatz bereits beschrieben. Hier geht es um den sehr häufigen »hinteren Fußsohlenschmerz« – die Plantarfasziitis, wobei unklar ist, ob es sich tatsächlich um entzündliche Veränderungen der Plantarfaszie (Plantaraponeurose) handelt. Rund 10 Prozent der Menschen sind meist zwischen dem 45. und 60. Lebensjahr wenigstens einmal im Leben vom hinteren Fußsohlenschmerz betroffen.

Die Plantarfaszie ist eine breite und flache, sehnenartige Bindegewebsplatte, die sich vom Fersenbein bis zu den Mittelfußköpfchen und den Zehen erstreckt. Oberflächliche Fasern verbinden die Faszie mit der Haut zu einer straffen, sehr gut belastbaren Einheit. Zusammen mit gut trainierten Fußsohlenmuskeln verspannt die Plantarfaszie das Längsgewölbe des Fußes.

Durch den bereits beschriebenen kulturell bedingten Verfall der Fußmuskeln bei den allermeisten Menschen muss die Plantarfaszie einen immer größer werdenden Teil der eintreffenden Belastungen übernehmen. Die chronische Überlastung der Weichteile kann zu Schmerzen im Bereich der Ferse und im Übergang zum Fußgewölbe führen.

Der im nächsten Absatz beschriebene »Fersensporn« ist eine Komplikation der Plantarfasziitis, die sich durch ständigen Zug auf die Knochenhaut des Fersenbeins erklärt. Besonders häufig sind Läufer und Personen mit Übergewicht über viele Monate, nicht selten bis zu einem Jahr, von einer schmerzhaften Plantarfasziitis geplagt.

Die Schmerzen sind besonders deutlich nach der Bettruhe oder nach langem Sitzen, sie klingen durch Bewegung zunächst ab, um bei längerer Beanspruchung beim Gehen oder Laufen wieder zuzunehmen. Auch nach ausgiebiger körperlicher Belastung sind sie besonders stark.

Für die Behandlung der Plantarfasziitis gibt es kein wissenschaftlich gesichertes Konzept. Ärzte und Therapeuten wenden eine breite Vielfalt mehr oder weniger wirksamer Verfahren an. Häufig werden stützende Einlagen mit Weichbettung zur Entlastung der schmerzenden Region verordnet. Sie lindern einigermaßen zuverlässig die Schmerzen, tragen aber wenig zur strukturellen Heilung bei.

In unserer Praxis hat sich folgendes Vorgehen gut bewährt: Im Sinne einer »Ersten Hilfe« entlasten Tape-Verbände das schmerzende Bindegewebe. Gleichzeitig oder anschließend unterstützt die Kombination aus Triggerpunkt-Behandlungen und konsequenter Dehnung die Heilung.

Für die Dehnung leiten wir unsere Patienten zu folgender Übung an: Die Zehenballen werden so auf einer Treppenstufe platziert, dass die Fersen bei gestreckten Hüft- und Kniegelenken nach unten abgesenkt werden können. Bei endgradiger Dehnung der Plantarfaszie verbessert leichtes Federn der Fersen nach unten die Erfolgschancen. Diese Art der Dehnung ist sinnvoll, weil außer der Plantarfaszie auch die Wadenmuskeln gedehnt werden.

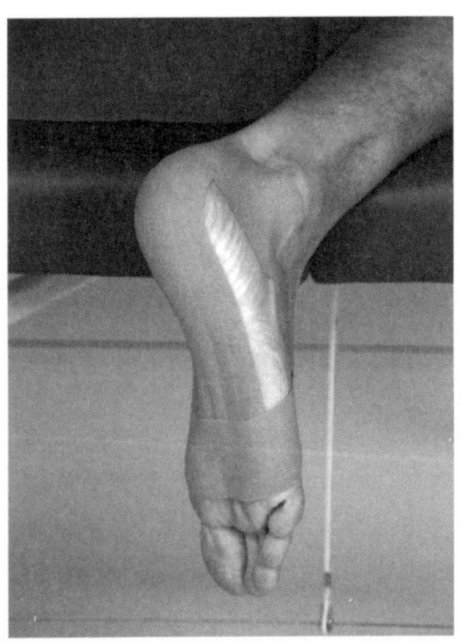

Tape zur Entlastung der schmerzhaften Plantarfaszie.

Häufiger in den USA als in Europa werden die Schmerzen mit Kortisoninjektionen behandelt, die in der Regel nur eine kurzfristige Besserung bringen und zugleich mit Risiken behaftet sind. Komplikationen der Kortisontherapie sind schwer zu behandelnde Infektionen, und bei häufiger Anwendung (öfter als dreimal pro Jahr) besteht die Gefahr einer Teilruptur oder Ruptur der Plantarfaszie.

Fersensporn

Der Fersensporn ist nicht selbst das Problem, sondern die Folge eines Problems. Deshalb ist es sinnlos, den Fersensporn isoliert zu behandeln. Der Sporn entsteht durch den Jahre und Jahrzehnte andauernden übermäßigen Zug der verkürzten und verfilzten Plantarfaszie am Fersenbein. Der ständige Reiz, verbunden mit mehr oder weniger ausgeprägten Entzündungen, verschiebt den pH-Wert, und infolge des veränderten Gewebemilieus lagern sich am Übergang vom Fersenbein zur Plantarfaszie Kalkkristalle ab und markieren für das Röntgenauge deutlich sichtbar das krankhaft veränderte Gewebe.

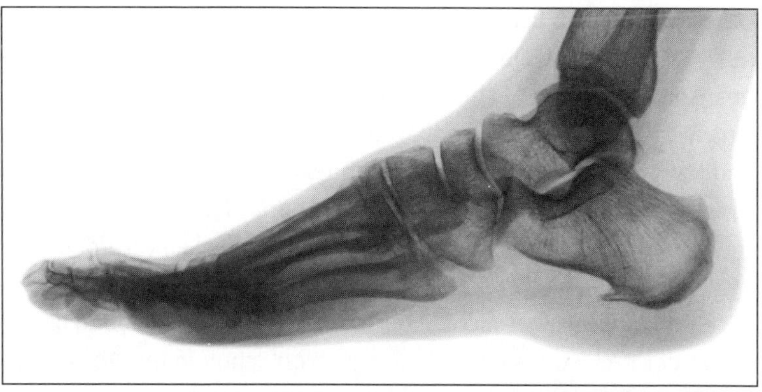

Der im Röntgenbild deutlich sichtbare Sporn scheint sich ins umgebende Gewebe »zu bohren« und damit die chronischen Schmerzen zu erklären. Diese früher bevorzugte Erklärung hat sich als falsch erwiesen, ebenso falsch wie Behandlungskonzepte, die sich nur um diesen Sporn kümmern. Der Fersensporn ist Folge der Plantarfasziitis, und deshalb unterscheidet sich die Behandlung nicht von der oben beschriebenen Behandlung der verkürzten und entzündeten Plantarfaszie.

Die »Achillesferse«

Der Begriff Achillesferse ist eine Metapher für eine Schwachstelle in einem System oder einem Organismus und stammt aus der griechischen Mythologie: Als Sohn einer Göttin und eines menschlichen

Vaters war Achilleus sterblich. Seine Mutter wollte ihn unsterblich machen, indem sie ihn in einen Fluss an der Grenze zur Unterwelt tauchte. Eine Stelle an der Ferse blieb vom Wasser des Flusses unbenetzt und bildete somit die einzig verletzbare Stelle des Helden.

Diese mythologische Schwachstelle trifft bei der Achillessehne auf eine physiologische Schwachstelle. Im Übergang vom mittleren zum unteren Drittel ist die sehr kräftige Sehne schlecht durchblutet, und genau hier manifestieren sich durch häufige Überlastung degenerative Veränderungen, die zu Einrissen oder kompletten Rissen der Sehne führen können. Oft gehen diesen Rupturen monate- oder jahrelange Schmerzen durch chronische Entzündungen der verdickten und druckschmerzhaften Sehne voraus. Die Sehne kann bei einer akuten Belastung, zum Beispiel bei einem Sprint, aber auch aus scheinbar heiterem Himmel reißen.

Bei frühzeitigem Behandlungsbeginn sind die Heilungschancen sehr gut. Viel zu häufig bleibt die Heilung aber wegen fortdauernder Überbeanspruchung der kranken Sehne und wegen sinnloser Behandlungsversuche aus. Unabdingbar für den Erfolg ist eine längerfristige und konsequente Entlastung der Sehne. Hier ist ausnahmsweise ein Sportverbot über mehrere Monate gut begründet.

Häufig wird zur Entlastung der Sehne ein Fersenkeil verordnet. Für wenige Wochen ist das akzeptabel, der Zug auf die Achillessehne ändert sich dadurch aber nicht.[44] Bei längerfristiger Anwendung unterstützt der Keil, ebenso wie das Tragen von Schuhen mit Absatz, die Verkürzung der Achillessehne und ist damit kontraproduktiv.

In unserer Praxis hat sich in der akuten Phase ein entlastender Tape-Verband sehr gut bewährt. Nach dem Abklingen der akuten Beschwerden sind zuerst physiotherapeutisch angeleitete Dehnübungen und daran anschließend »Negativtraining«[45] nötig, um die

44 Mayer, Frank, et al.: »Verletzungen und Beschwerden im Laufsport«, in: Deutsches Ärzteblatt, Jg. 98, Heft 19, 11. Mai 2001.

45 Beim Negativtraining wird die kranke Sehne nur während der exzentrischen Phase (Absenken des Trainingsgewichts) belastet. Die konzentrische Phase (Anheben des Trainingsgewichts) übernimmt das gesunde Bein.

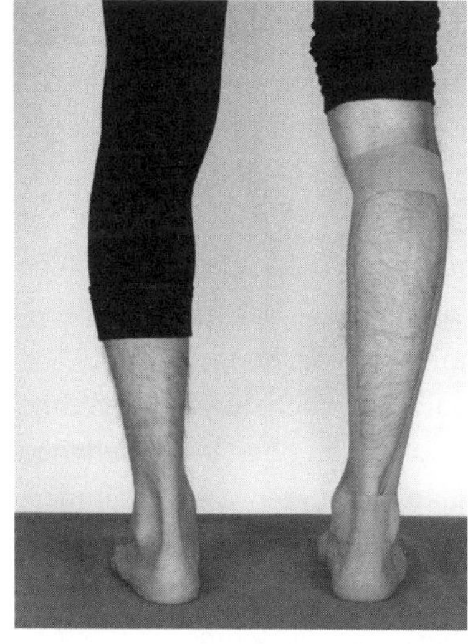
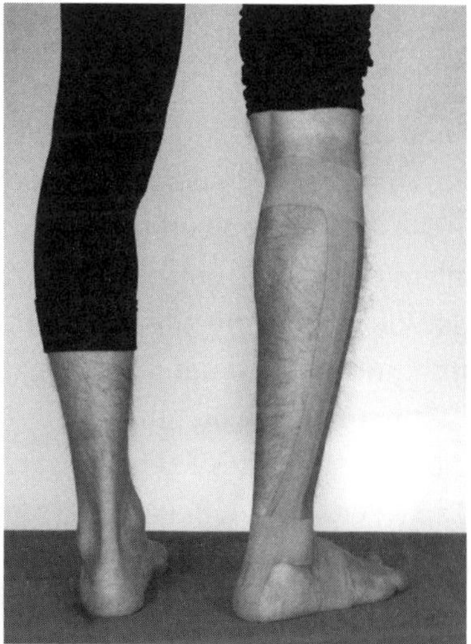

Heilung zu unterstützen. Negativtraining zeichnet sich durch gute Verträglichkeit bei gleichzeitig guter Wirkung aus. Durch jahrelanges, dehnungsbetontes Krafttraining (konzentrisch und exzentrisch) gelingt es häufig, die Sehne für Alltagsbelastungen und sportliche Aktivitäten wieder fit zu machen.

Die operative Behandlung nach einem Riss der Achillessehne bringt nach einer norwegischen Vergleichsstudie[46] keine besseren Ergebnisse als die konservative Behandlung. Bezüglich des Risikos erneuter Rupturen schneidet allerdings die Operation besser ab. Bei den operierten Patienten kam es in weniger als einem Prozent der Fälle, bei konservativ behandelten Patienten in 6 Prozent der Fälle zu erneuten Verletzungen. Bei sportlich aktiven Patienten ist deshalb die Operation (abhängig von der Sportart) nach einer kompletten Ruptur oft die bessere Option.

Sehnenansatzreizungen

Die bekannteste und häufigste Sehnenansatzreizung ist der »Tennisarm« – eine entzündliche Reizung der Sehnenansätze der

46 BMJ 2019; DOI: 10.1136/bmj.k5120.

Handgelenkstrecker und der Muskeln, die den Unterarm nach außen drehen. Das sind fünf stark beanspruchte Muskeln, die am unteren Ende des Oberarmknochens außen ansetzen und zu schmerzhaften Entzündungen im Bereich der Sehnenansätze neigen.

Diese Ansatzreizungen gibt es auch am Fuß. Betroffen ist vor allem der stark beanspruchte Ansatz der Achillessehne. Aber auch der kurze Wadenbeinmuskel kann an der Basis des fünften Mittelfußknochens schmerzhafte Reizungen verursachen.

Therapeutisch bietet sich bei Ansatzreizungen der Achillessehne die Entlastung des Sehnenansatzes durch den oben beschriebenen Tape-Verband an. Bei Ansatzreizungen des kurzen Wadenbeinmuskels bewährt sich die ein- oder zweimalige Infiltration der Ansatzstelle mit Kortison und einem Lokalbetäubungsmittel.

Bei allen Ansatzreizungen offenbart sich die schmerzhafte Ansatzregion am Knochen als Schwachstelle, die den eintreffenden Belastungen dauerhaft nicht gewachsen ist. Für die langfristige Rückfallprophylaxe verfolgen wir das Prinzip, aus einer Schwachstelle eine »Starkstelle« zu machen. Das gelingt sehr gut mit Krafttraining, zunächst nur der Gegenspieler, nach dem Abklingen der Schmerzen jedoch auch der Muskeln, die an der schmerzhaften Region ansetzen.

Bei Ansatzreizungen der Achillessehne fangen wir also mit dem Training der Fußheber an, um mit dem Abklingen der Beschwerden das Negativtraining der Wadenmuskulatur unter Einschluss der Achillessehne und des Sehnenansatzes hinzuzunehmen. Langfristig werden Beuger und Strecker im oberen Sprunggelenk gleichermaßen und möglichst über Jahre trainiert.

Knöchelverletzungen

Verstauchungen (Distorsionen) der Sprunggelenke gehören zu den häufigsten Gründen für den Besuch einer Unfallambulanz. Der Fuß knickt fast immer nach außen (oder nach vorne außen) um, weshalb vor allem die Außenbänder verletzt werden. Kapselverletzungen, Bänderzerrungen und Bänderrisse, Zerrungen und Risse der

Syndesmose[47] sowie Knochenbrüche komplizieren diese häufige Verletzung. Auch wenn heutzutage nur noch selten die Indikation für eine Operation gestellt wird, sollte ein verstauchter Fuß sorgfältig von einem Orthopäden oder Unfallchirurgen untersucht werden.

Für den Erfolg der konservativen Behandlung, die zu ähnlich guten Ergebnissen wie eine operative Versorgung führt, ist je nach Ausmaß der Verletzung eine Ruhigstellung über 1 bis 2 Wochen nötig, die so bald wie möglich in eine frühfunktionelle Behandlung übergehen soll. Bei der Ruhigstellung kommt es darauf an, ein erneutes Umknicken zu verhindern. Für die ersten 1 bis 2 Wochen bewähren sich spezielle Orthesen, die nur die Beugung und eine begrenzte Streckung im oberen Sprunggelenk erlauben. Anschließend unterbinden gut angelegte Tape-Verbände bei Alltagsaktivitäten und beim Sport ein erneutes Umknicken. Bei inkonsequenter Behandlung in der Frühphase verhindern kleinere oder größere Zerrungen der Außenbänder die endgültige Heilung. Die Folge ist ein Bandapparat mit lockerer, instabiler, erhöhter Umknick- und Verletzungsneigung.

Eine operative Therapie ist nötig, wenn sämtliche Außenbänder gerissen sind, wenn die Syndesmose verletzt ist oder bei einem Knochenbruch. Auch bei Knöchelverletzungen werden in der Literatur sehr viele unterschiedliche Operationsverfahren beschrieben. Deshalb sollte die Entscheidung pro oder contra Operation von einem Fußspezialisten getroffen werden.

Nach unserer Erfahrung sind fast alle Füße nach einer Verstauchung hochgradig blockiert. Komplexe Fußblockaden stören das Abrollen und sollten nach Heilung der Verletzung beseitigt werden.

Instabilität nach Knöchelverletzungen

Vor allem nach wiederholten Knöchelverletzungen und wenn die Geduld für die vollständige Heilung bei konservativer Therapie fehlt, ist die Instabilität der Sprunggelenke eine häufige und dauerhafte

47 Die Syndesmose besteht aus kräftigen Bändern, die das Auseinanderweichen von Schien- und Wadenbein verhindern.

Verletzungsfolge. Die daraus resultierende Umknickneigung ist keine Banalität. Nicht nur ist das Risiko für eine spätere Sprunggelenkarthrose erhöht, auch das Risiko für sturzbedingte Verletzungen gilt es zu bedenken. Ein erheblicher Teil der gefürchteten Schenkelhalsfrakturen ist auf vermeidbares Umknicken in den Sprunggelenken zurückzuführen.

Die mit Abstand wirksamste Maßnahme gegen das Umknicken ist intensives Krafttraining für alle an der Stabilisierung der Sprunggelenke beteiligten Muskeln. Wie im zweiten Teil, Kapitel 5, beschrieben, bietet Kieser Training dafür die besten Voraussetzungen. Mit vier Kräftigungsübungen (J1, B8, B3 und B4) für das Heben und Senken der Füße sowie das Anheben des äußeren Fußrands (Pronation) und des inneren Fußrands (Supination) lässt sich die durch schlaffe Bänder bedingte Instabilität muskulär sehr gut kompensieren.

Ich bezeichne dieses Training gegenüber meinen Patienten gerne als eine Art »Lebensversicherung« und denke dabei an die Verminderung des Sturzrisikos und vor allem an das vermutlich deutlich reduzierte Risiko, durch einen Sturz eine Schenkelhalsfraktur zu erleiden.

Sprunggelenk- und Fußwurzelarthrosen

Obwohl diese Gelenke im Alltag und beim Sport stark belastet werden, sind Sprunggelenk- und Fußwurzelarthrosen viel seltener als Arthrosen in den Hüft- und Kniegelenken. Zu den Ursachen gehören wiederholte Verstauchungen und chronische Instabilität durch einen schlaffen Bandapparat. Auch nach Sprunggelenkfrakturen kommen Arthrosen gehäuft vor.

In vielen Fällen gelingt es durch konservative Maßnahmen wie Infiltrationen mit Kortison oder Hyaluronsäure sowie mit gezielter Physiotherapie und Schuhen, die das Abrollen des Fußes erleichtern, die Beschwerden ausreichend zu lindern. Auch die im vorangehenden Kapitel beschriebene Kräftigungstherapie zur Stabilisierung der Gelenke ist sinnvoll und meist gut verträglich. Selten ist zur Wiederherstellung ausreichender Beweglichkeit, vor allem der Fußhebung, eine Operation erforderlich, und die Ultima Ratio bei nicht beherrschbaren Beschwerden ist die Versteifung der Gelenke.

Das Morton-Neurom

Das Morton-Neurom ist eine recht häufige Wucherung von Nerven- und Bindegewebe meist zwischen dem vierten und dem fünften Mittelfußknochen. Es entsteht durch Überlastung, häufig in Kombination mit einem Spreizfuß, und verursacht belastungsabhängige Schmerzen und Taubheitsgefühle im Vorfuß. Zwei Faktoren begünstigen nicht nur das Entstehen der Nervengeschwulst, sondern vor allem die begleitenden Missempfindungen: Einerseits ist es zwischen den Mittelfußknochen ohnehin eng, und andererseits sorgen spitz zulaufende und enge Schuhe dafür, dass sich der Vorfuß nicht wie von der Natur vorgesehen beim Auffangen des Körpergewichts spreizen kann.

Allein das Tragen von Schuhen, die den Zehen genügend Platz lassen, kann deshalb schon eine Linderung der Beschwerden bringen. Bei akuten Beschwerden schafft die Infiltration mit einem Lokalbetäubungsmittel und Kortison zuverlässige Linderung.

Einlagen, die das Quergewölbe stützen, können Besserung bringen, und nicht zuletzt ist auch hier die Kräftigung der Fußmuskulatur sinnvoll. Wegen der häufigen Rezidive nach einer Operation sollten die genannten konservativen Maßnahmen im Vordergrund stehen, zumal die Operation an den Ursachen der Nervengeschwulst nichts ändert.

Polyneuropathie

Sensible und motorische Polyneuropathien sind in der Medizin ein weites Feld, bei dem zahlreiche Ursachen zu diskutieren sind. Bei einer sensiblen Polyneuropathie ist die Störung auf unterschiedliche Empfindungsqualitäten beschränkt, wobei vor allem die reduzierte oder aufgehobene Schmerzempfindung eine Rolle spielt. Bei einer motorischen Polyneuropathie, die in diesem Kapitel nicht diskutiert wird, ist auch die Steuerung der Muskulatur durch das Nervensystem beeinträchtigt.

Von den vielen bekannten Ursachen greife ich in diesem Kapitel exemplarisch die »Sensible diabetische Polyneuropathie« heraus. Diese ist nach langjähriger Diabeteserkrankung häufig und hat nicht selten dramatische Folgen für die Gesundheit der Betroffenen.

Bei Diabetikern sollte nicht nur die Pflege der Füße große Beachtung finden, sondern auch die Funktionstüchtigkeit der sensiblen Nerven regelmäßig geprüft werden. Eine orientierende Diagnostik ist auch in der Hausarztpraxis möglich. Geprüft wird das Temperaturempfinden und mit einer Stimmgabel das Vibrationsempfinden am Innen- und am Außenknöchel. Bei einer sensiblen Neuropathie sind diese Qualitäten reduziert oder ganz aufgehoben.

Die einzig wirksame therapeutische Maßnahme ist das Vermeiden der Ursache, soweit diese überhaupt bekannt ist. Bei einem Großteil der Neuropathien bleibt die Ursache unbekannt und das Leiden nimmt seinen Lauf.

Fuß- und Nagelpilz

Die Diagnosen stellt der Hausarzt oder der Dermatologe, und in den meisten Fällen klingen die Beschwerden bei Fußpilz unter einer lokalen Behandlung mit Clotrimazol- oder Bifonazol-Salbe rasch ab. Selten müssen diese oder andere Medikamente zusätzlich als Tabletten eingenommen werden. Ein häufiger Fehler, der dann regelmäßig zu Rückfällen führt, ist eine zu kurze Behandlungsdauer. Sinnvoll ist meist eine ein- bis zweimal tägliche Behandlung über 2–3 Wochen, je nach Schwere des Befalls und abhängig vom verwendeten Mittel. Sie sollten die Creme dünn auf die betroffenen Hautpartien und in einem etwa 2 Zentimeter breiten Randgebiet auftragen und die Behandlung mehrere Tage nach dem offensichtlichen Abheilen fortsetzen.

Nagelbettentzündungen

Bei beginnenden oder leichten Nagelbettentzündungen bewährt sich ein Mullverband, den Sie über einige Tage immer wieder mit einem Desinfektionsmittel (zum Beispiel Octenisept®) feucht halten. Auch

Fußbäder oder Einpinseln der betroffenen Hautstellen mit Jod-Povidon (auch Jod-Polyvidon, zum Beispiel Braunol®-Lösung oder Betaisodona®-Lösung) zeigen eine gute Wirkung. Klingen die Beschwerden unter desinfizierender Behandlung nicht innerhalb einiger Tage vollständig ab, sollten Sie Ihren Arzt aufsuchen. Auch Nagelbettentzündungen können zu schweren Weichteilinfektionen ausarten.

Eingewachsene Fußnägel

Bei eingewachsenen Fußnägeln ist neben der Behandlung der Nagelbettentzündung die Rückfallprophylaxe besonders wichtig. Sehr gute Erfolge bringen Nagelkorrekturspangen (Orthonyxie), die das weitere Einwachsen der Fußnägel verhindern. Diese Therapie beherrschen spezialisierte medizinische Fußpfleger (Podologen), und neuerdings ist in Deutschland auch die Abrechnung[48] über gesetzliche Krankenkassen möglich.

Verwechseln Sie bitte kosmetische Fußpflege nicht mit medizinischer Fußpflege. Für kosmetische Fußpfleger reicht als berufliche Grundlage eine Minimalausbildung. Die Ausbildung zum medizinischen Fußpfleger (Podologen) dauert an einer Fachschule mindestens 2 Jahre.

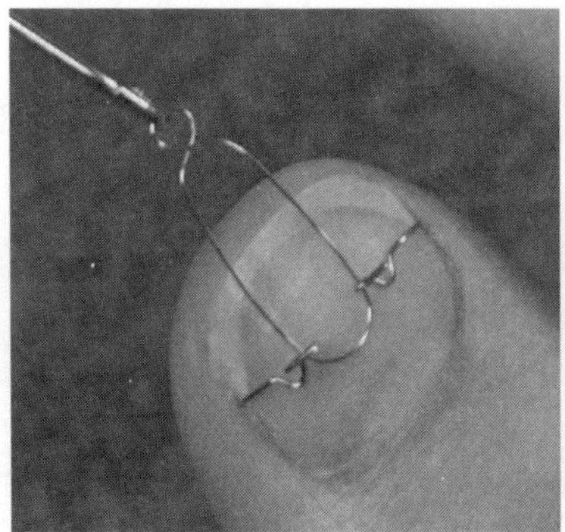

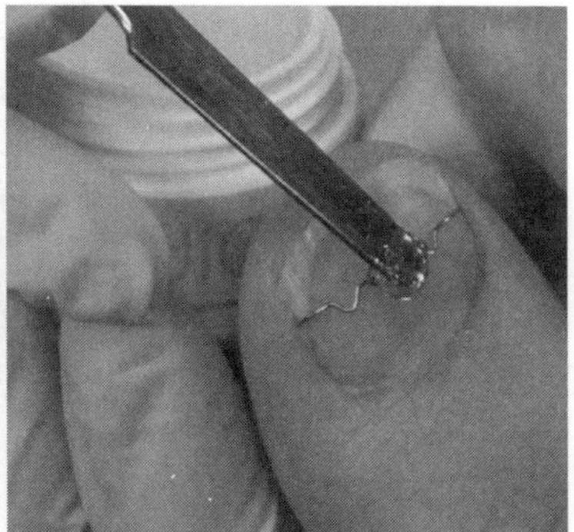

Die anspruchsvolle Therapie eingewachsener Fußnägel mit der Orthonyxie-Spange ist medizinischen Fußpflegern (Podologen) vorbehalten.

48 Mitteilung des Verbands deutscher Podologen – VDP.

Schwielen und Hornhautrisse

Bei übermäßiger Verhornung (Hyperkeratose, siehe Anmerkung auf S. 41) ist es üblich, aber wenig sinnvoll, die dicken Hornschichten mit allen möglichen Werkzeugen (Feilen, Raspeln) mechanisch zu beseitigen. Den Podologen möchte ich diesbezüglich nicht ins Handwerk reden. Ich denke vor allem an die unkritische Selbstbehandlung mit diesen Werkzeugen. So wie Hornplatten in ungeeigneten Schuhen durch mechanische Reize entstehen, wird eine rein mechanische Behandlung nur zu erneuter Verhornung führen.

Sehr gut lassen sich diese Hyperkeratosen mit salicylsäurehaltigen Salben[49] beseitigen. Die Behandlung bedarf etwas Geduld, da die Hornplatten sich erst nach etwa 3-wöchiger Behandlung zuerst weiß verfärben und sich dann mit Fußbädern mühelos ablösen. Für die Nachbehandlung reicht oft die tägliche Pflege mit einer harnstoffhaltigen Creme, die mindestens 10 Prozent Harnstoff (Urea) enthalten sollte.

Der diabetische Fuß

Diabetes ist die häufigste Ursache für eine sensible und viel seltener für eine sensomotorische (sensible und motorische) Neuropathie. Je nach Qualität der Stoffwechseleinstellung sind die Folgen bei langjähriger Erkrankung allerdings sehr unterschiedlich. Nicht selten wird bei langjährigem Krankheitsverlauf gar kein Schmerz an den Füßen mehr empfunden. Kleine Verletzungen an den Fußsohlen werden spät oder gar nicht erkannt, sie breiten sich aus und können in schlecht heilende Geschwüre übergehen. Viel zu oft steht am Ende die Vorfußamputation oder die Amputation des ganzen Fußes. Phantomschmerzen und eine erhebliche Gehbehinderung schränken dann die Lebensqualität ein.

Neben der diabetischen Neuropathie müssen auch die bei Diabetikern häufigen Durchblutungsstörungen Beachtung finden. Die Neuropathie steht zwar oft im Vordergrund, doch eine zusätzliche

49 Rezeptur: Salicylsäure 8,0 g, Vaseline ad 50,0 g.

Durchblutungsstörung verschlimmert das Leiden und darf deshalb nicht unerkannt bleiben.

Eine besonders folgenschwere Komplikation sind Ermüdungsbrüche der Fußwurzel- und Mittelfußknochen, die wegen des ausgefallenen Schmerzempfindens anfangs unentdeckt bleiben. Spät erkannt führen diese Frakturen zur zunehmenden Zerstörung des Fußskeletts. Im Endstadium entsteht der »Charcot-Fuß« – ein verplumpter, dysfunktionaler Fuß, der selbst bei optimaler orthopädischer Versorgung eine natürliche Fortbewegung kaum mehr erlaubt. Diese Entwicklung ist so dramatisch, weil sie selbst bei schwerster Neuropathie vermeidbar ist. Frühdiagnose und wochenlange konsequente Entlastung des Fußes sorgen immer für das Ausheilen der Ermüdungsbrüche und damit für den Erhalt des Fußskeletts.

Prävention – Vorbeugen ist besser als heilen

Ich schildere die Folgen der Diabeteserkrankung für die Füße so ausführlich, weil sie vermeidbar sind. Gute Prävention beginnt mit der täglichen Inspektion der Füße. Risse, Rötungen, Hornschwielen, Blasen, Nagelveränderungen und Nagelbettentzündungen dürfen nicht übersehen werden. Selbst kleinste Verletzungen sollten fachmännisch vom Hausarzt oder medizinischen Fußpfleger behandelt werden.

Zur guten Fußhygiene gehören das tägliche Wechseln der Socken und kurze Fußbäder, nach denen die Füße und ganz besonders die Zehenzwischenräume sorgfältig getrocknet werden. Die Nägel sollten nicht geschnitten, sondern gefeilt werden.

Am besten ist die Nagelpflege beim medizinischen Fußpfleger aufgehoben. Barfußgehen ist aus gutem Grund »verboten«, auch offene Schuhe stellen ein Risiko dar, da kleine Steinchen oder andere Fremdkörper, die zu Verletzungen führen können, nicht erkannt werden. Schuhe müssen gut passen, dürfen auf keinen Fall zu klein sein und sollten regelmäßig gewechselt werden, sodass sie gut auslüften können.

Minimalschuhe bei Diabetes?

Beim diabetischen Fuß sind Minimalschuhe nicht geeignet. Die Anpassung geeigneter Schuhe und die optimale Versorgung mit stützenden Einlagen ist Sache von Orthopäden und Orthopädiemechanikern und liegt außerhalb meiner Kompetenzen.

Ganz anders verhält es sich bei Diabetikern, deren Füße noch nicht die typischen Merkmale des diabetischen Fußes aufweisen. Bei diesem Personenkreis halte ich unter Beachtung der oben genannten Hygieneregeln das Tragen von Barfußschuhen für ausgesprochen sinnvoll. Wie kein anderes Mittel eignen sie sich für die Kräftigung der Fußmuskeln und leisten so einen wichtigen Beitrag für die Erhaltung der Fußgewölbe und der Funktion der Füße.

Wie für Gesunde gilt auch für Diabetiker die Regel, dass Minimalschuhe zunächst im Haus und in dessen näherer Umgebung getragen werden sollten, um die Füße an die ungewohnte Belastung heranzuführen. Dann aber sollte der Radius schrittweise erweitert werden, da der Trainingserfolg nur bei regelmäßiger Nutzung dieser »Trainingsgeräte« erzielt wird.

In einem Beitrag des Deutschen Ärzteblatts[50] ist zu lesen: »Da in Abhängigkeit von der Genese des diabetischen Fußes dieser häufig schweigt, schweigt auch der Patient.« Ich möchte einen Beitrag dafür leisten, dass der Diabetiker rechtzeitig spricht.

50 „Der diabetische Fuß: Die wesentliche Rolle spielt die Prävention", Deutsches Ärzteblatt 1995; 92(9):A-591–595.

Gute Reise – Ein Schlusswort

Liebe Leserinnen und Leser,
statistisch betrachtet tragen uns die Füße in einem Menschenleben dreimal um die Erde. Das ist ein guter Grund, sie für ihre Aufgaben fit zu halten. Packen Sie Ihre Füße aus, schenken Sie ihnen Licht und Luft, und pflegen Sie Ihre Füße mindestens so, wie Sie Ihre Hände pflegen. Ihre Füße tragen über die Lebensspanne ungeheure Lasten. Deshalb brauchen sie mehr als nur sorgsame Pflege. Sie brauchen Training, damit ihre Form und Funktion erhalten bleiben. Es ist nichts leichter als das, wenn Sie Ihre Füße so nutzen, wie das bis zum Beginn unserer Zivilisation über rund 2 Millionen Jahre üblich war: barfuß – mit oder ohne Minimalschuhe.

Ergänzen können Sie das alltägliche Training durch gezieltes Krafttraining, das den Sprunggelenken Stabilität gibt und vor Verletzungen schützt. Hausärzte und Orthopäden fordere ich auf, den diagnostischen Blick auszuweiten und funktionelle Schmerzursachen (Blockierungen der zahlreichen Fußgelenke) ebenso in Betracht zu ziehen wie die sogenannten Verschleißerkrankungen. Wenn wir das alles beachten, können wir unseren Füßen getrost eine gute Reise wünschen. Bleiben Sie gesund!

Ihr Dr. Martin Weiß

Glossar – Erklärung wichtiger Begriffe

Blockade (Blockierung) – Die Beweglichkeit eines blockierten Gelenks ist vorübergehend weitgehend oder vollständig aufgehoben, wobei diese Einschränkung nicht durch strukturelle oder degenerative Veränderungen bedingt ist

Dekompensation – Zustand, bei dem körperliche oder psychische Belastungen nicht mehr ausgeglichen (kompensiert) werden können

Dekonditionierung – Abnahme oder Verlust psychischer oder körperlicher Funktion; im Zusammenhang dieses Buches als Verminderung ausreichender körperlicher Kondition zu verstehen

Diabetes mellitus Typ 1 – Insulinabhängiger Diabetes mellitus, der durch Zerstörung der hormonproduzierenden Betazellen in der Bauchspeicheldrüse verursacht wird

Diabetes mellitus Typ 2 – Diese Form des Diabetes mellitus entsteht bei entsprechender genetischer Veranlagung durch Fehlernährung mit einem zu großen Anteil an schnell verfügbaren Kohlenhydraten und vor allem durch zu geringe körperliche Aktivität

Fraktur – Knochenbruch

Fußdeformitäten – Fußfehlformen wie Senkfüße, Plattfuß, Knickfuß, Hallux valgus und andere Normabweichungen, die häufig kombiniert vorkommen

Hallux rigidus – Eingeschränkte Beweglichkeit im Großzehengrundgelenk bei Arthrose

Hallux valgus – Die Großzehe weicht um mehr als 20 Grad von der Achse des 1. Mittelfußknochens nach außen ab; zugleich entwickelt sich durch die zunehmende Öffnung des Winkels zwischen dem 1. und 2. Mittelfußknochen ein Spreizfuß

Hüftdysplasie – Angeborene Fehlbildung des Hüftgelenks

Insulinresistenz – Durch genetische Veranlagung und körperliche Inaktivität verursachte Minderung der Empfindlichkeit der Insulinrezeptoren von Muskel-, Fett- und Leberzellen; Insulinresistenz ist Bestandteil des Metabolischen Syndroms

Luxation – Vollständiges Ausrenken eines Gelenks
Myofasziale Dysbalancen – Gestörtes Gleichgewicht von Kraftentwicklung und Dehnbarkeit von Spielern (Agonisten) und Gegenspielern (Antagonisten) in Bezug auf ein Gelenk oder eine Gelenkkette
Pedobarografie – Fußdruckanalyse
Plantarfaszie (Plantaraponeurose) – Bindegewebsplatte, die sich vom Fersenbein zu den Mittelfußköpfchen zieht
Plantarfasziitis – Schmerzhafte Entzündung der Plantarfaszie
Primärprävention – Maßnahmen, die dem Erhalt der Gesundheit dienen
Pronation – Vollständiges Anheben des Fußaußenrands
Rekonditionierung – Wiedererlangung einer durch Krankheit oder körperliche Schonung verminderten körperlichen Kondition
Ruptur – Riss (zum Beispiel komplette Ruptur oder Teilruptur einer Sehne)
Sensomotorik – Zusammenspiel zwischen Reizaufnahme (Sensorik) und Reizantwort in Form von Bewegung (Motorik)
Supination – Vollständiges Anheben des Fußinnenrands
Subluxation – Unvollständiges Ausrenken eines Gelenks
Tertiärprävention – Maßnahmen, die das Fortschreiten einer Krankheit verhindern sollen
Varus-Stellung – Gelenkstellung, bei der die Gelenkachse nach außen geknickt verläuft
Valgus-Stellung – Gelenkstellung, bei der die Gelenkachse nach innen geknickt verläuft
Zivilisationskrankheiten – Krankheiten, die durch die mit der Zivilisation verbundene Lebensweise hervorgerufen werden (Wikipedia)

Literaturverzeichnis

Kieser, Werner
Ein starker Körper kennt keinen Schmerz
Gesundheitsorientiertes Krafttraining nach der Kieser-Methode
Heyne 2015.

Larsen, Christian
Füße in guten Händen. Spiraldynamik –
programmierte Therapie für konkrete Resultate
Thieme 2014.

Larsen, Christian; Miescher, Bea
Spiraldynamik® – schmerzfrei und beweglich
Trias 2020.

Liebermann, Daniel
The Story Of The Human Body: Evolution, Health and Disease
Vintage 2013.

McDougall, Christopher
Born To Run
Heyne 2015.

Weiß, Martin
Muskelkraft ist eine starke Medizin
Lüchow 2019.

Copyright Abbildungen

Abb. 1	*Holger Vanselow/Weiß*	*Seite 21 + Seite 70*
Abb. 2	*privat*	*Seite 22*
Abb. 3	*Holger Vanselow/Weiß*	*Seite 23*
Abb. 4	*Holger Vanselow/Weiß*	*Seite 25*
Abb. 5 – 9	*iStock*	*Farbtafel I + VIII*
Abb. 10	*Foto Ulrike Schneiders*	*Seite 56*
Abb. 11 – 16	*Foto Ulrike Schneiders*	*Seite 57*
Hohl-Rundrücken	*Martin Weiß*	*Seite 65*
Abb. 17	*Geoffrey Cox/Weiß*	*Seite 67*
Abb. 18	*Geoffrey Cox/Weiß*	*Seite 67 + Seite 94*
Abb. 19	*Foto Ulrike Schneiders*	*Seite 72*
Abb. 20	*Foto Ulrike Schneiders*	*Seite 72*
Abb. 21	*Foto Ulrike Schneiders*	*Seite 72*
Dr. Ditto Joseph	*privat*	*Seite 78*
Grafik	*Holger Vanselow/Weiß*	*Seite 80*
Sprung 1, 2, 3	*Foto Ulrike Schneiders*	*Seite 81*
Abb. 25	*Foto Ulrike Schneiders*	*Seite 88*
Abb. 26	*Foto Ulrike Schneiders*	*Seite 88*
Abb. 27	*Foto Ulrike Schneiders*	*Seite 88*
Abb. 28	*Foto Ulrike Schneiders*	*Seite 88*
Abb. 29	*Foto Ulrike Schneiders*	*Seite 89*
Abb. 30	*Foto Ulrike Schneiders*	*Seite 89*
Grafik	*Holger Vanselow/Weiß*	*Seite 92*
Grafik	*Janina Weiß*	*Seite 93*
Abb. 33 – 61	*Foto Ulrike Schneiders*	*Seite 96, 97, 100 – 108*
Abb. 62	*i-stock*	*Seite 110*
Abb. 63	*i-stock*	*Seite 112*
Abb. 64	*i-stock*	*Seite 112*
Abb. 65 – 66	*Dr. Christian Larsen*	*Seite 113*
Abb. 67	*Foto Ulrike Schneiders*	*Seite 116*
Abb. 68	*i-stock*	*Seite 117*
Abb. 69	*Foto Ulrike Schneiders*	*Seite 119*
Abb. 70	*Foto Ulrike Schneiders*	*Seite 119*
3TO-Spange	*3TO GmbH*	*Seite 125*
3TO-Spange	*3TO GmbH*	*Seite 125*

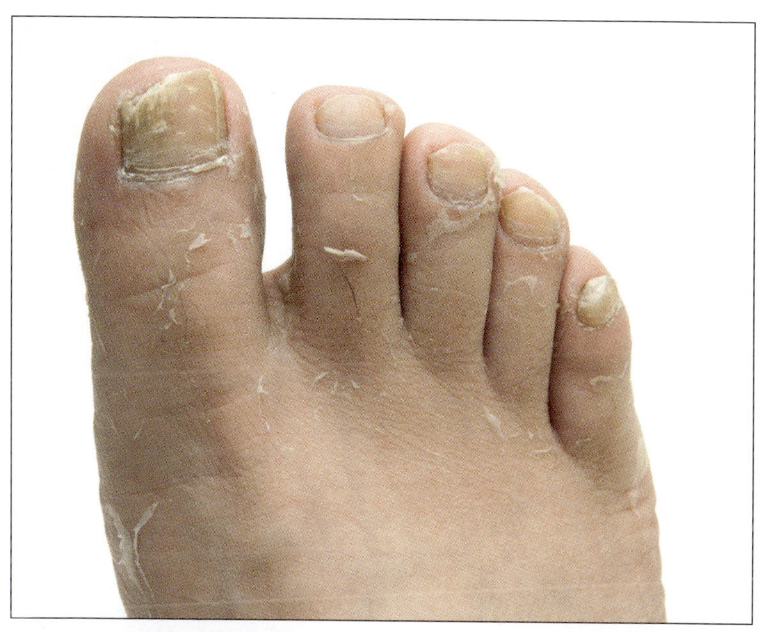

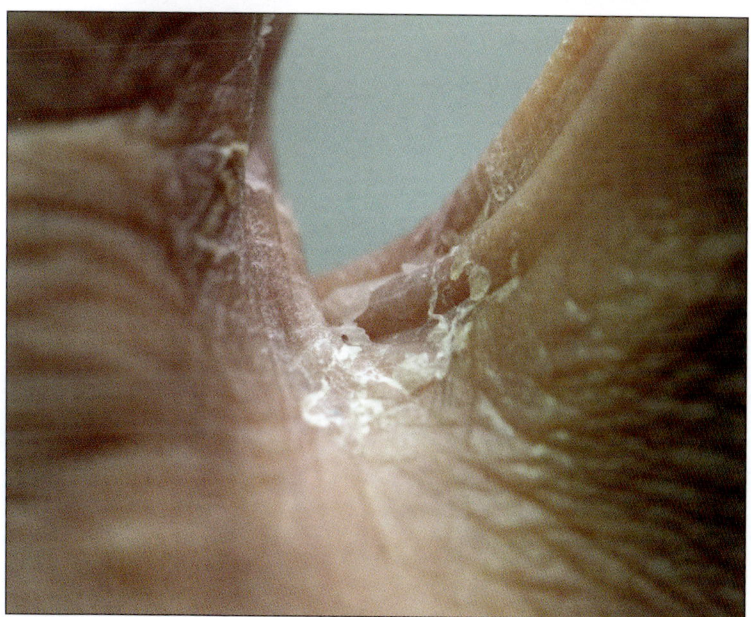

Typische Hautveränderungen bei Fußpilz.

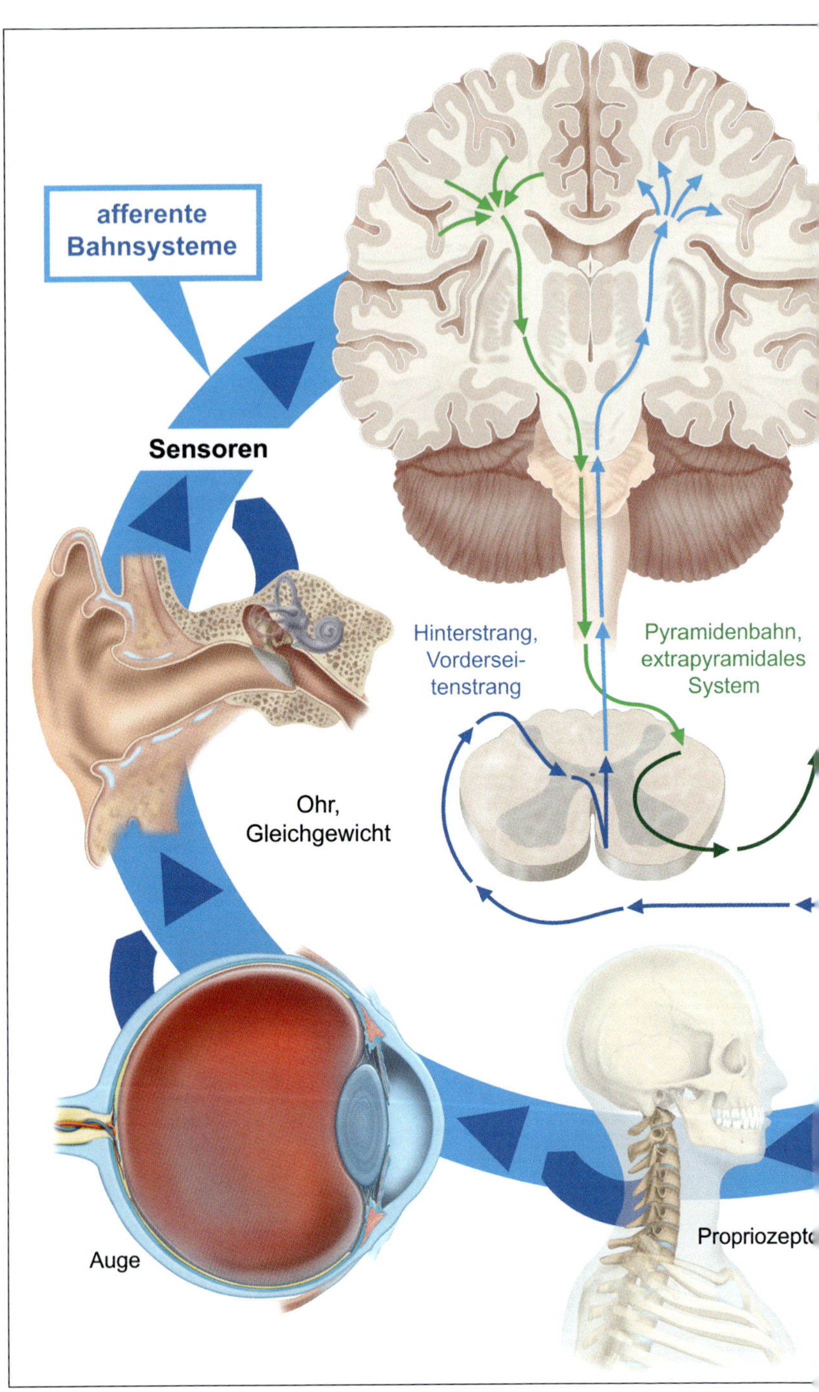

Die Elemente des sensorischen Systems.

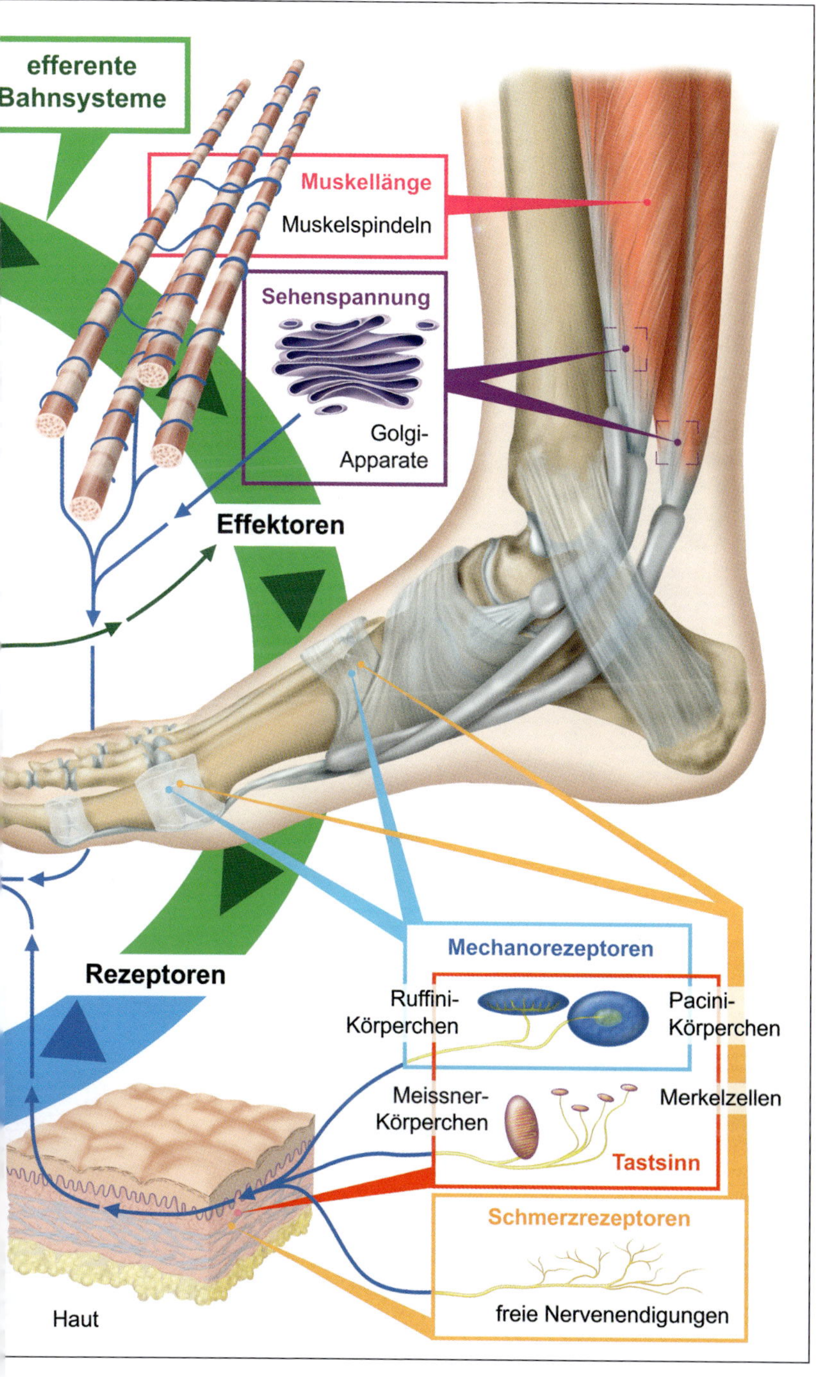
efferente Bahnsysteme
Muskellänge
Muskelspindeln
Sehenspannung
Golgi-Apparate
Effektoren
Rezeptoren
Mechanorezeptoren
Ruffini-Körperchen
Pacini-Körperchen
Meissner-Körperchen
Merkelzellen
Tastsinn
Schmerzrezeptoren
freie Nervenendigungen
Haut

Die folgende Bildserie zeigt den Fußabdruck einer Patientin (Jahrgang 1957), die sich mit erheblichen Schmerzen im Bereich der Vorfußballen rechts mehr als links, am 15.02.2017 vorstellte:

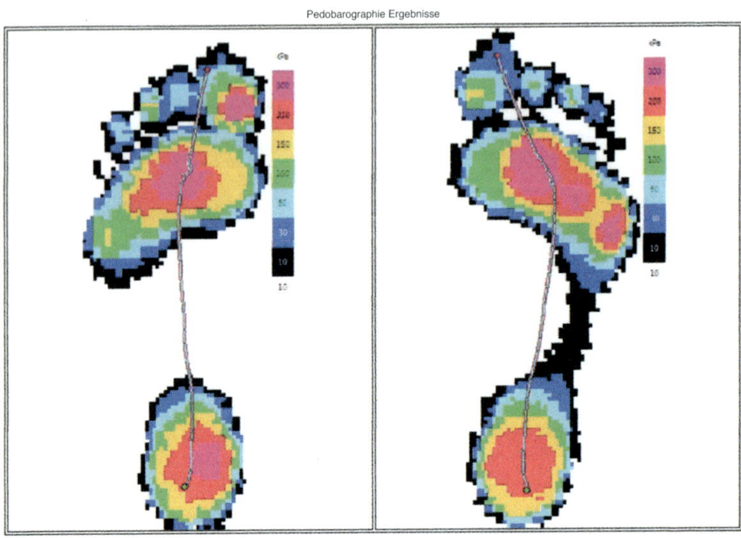

Es zeigt sich nach initialem Fersenkontakt eine Lastübernahme auf den Vorfußballen mit kaum erkennbarem Abrollen über den außen-seitlichen Mittelfußsteg. Am Vorfußballen wird die Last sehr zentral zwischen zweitem und dritten Mittelfußköpfchen eingeleitet. Beim Abstoßen zeigt sich eine erhebliche Asymmetrie mit kräftigem Großzehenkontakt auf der linken und schwachem Abdruck auf der rechten Seite.

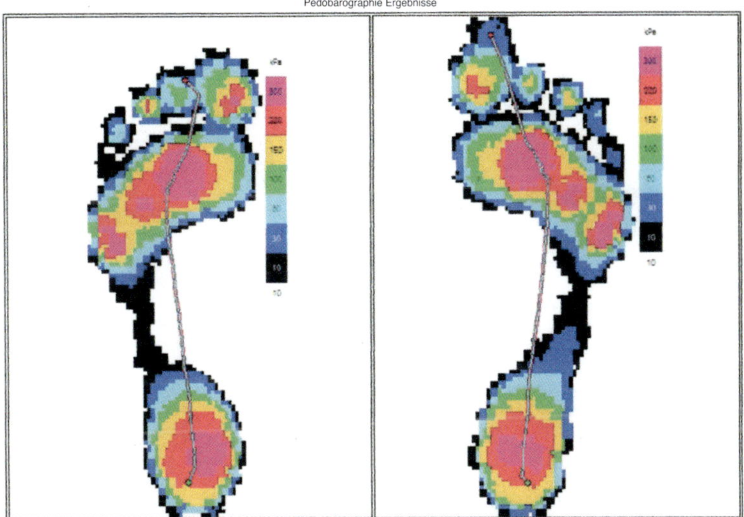

Am 11.10.2022 stellte sich die Dame wieder bei uns vor. Neben einer Trainingstherapie und reichlich manueller Therapie hatte sie ihr Schuhwerk gewechselt und trug nun seit langem ausschließlich Barfußschuhe. Sie war beschwerdefrei und gut belastbar. Auch mehrtägige Treckingtouren waren nun wieder möglich. Das Ergebnis spricht für sich. Es zeigt sich nun ein deutlich verändertes pedobarographische Bild. Der äußere Mittelfußsteg wird nun gut in das Abrollen miteinbezogen, die Last am Vorfußballen wird nun breit verteilt, die Großzehen stoßen sich symmetrisch vom Boden ab.

Die folgende Bildserie zeigt den Fußabdruck des Buchautors bei der pedobarographischen Analyse beschwerdefreier und gut belastbarer Füße:

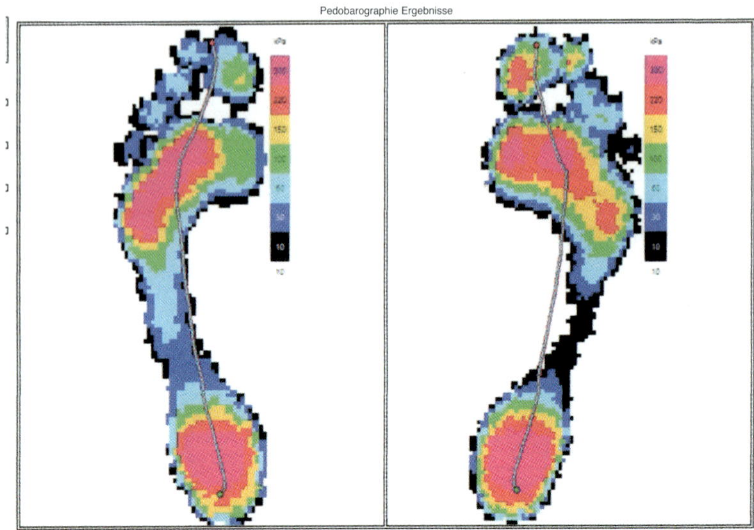

Die Erstuntersuchung fand bei Dr. Martin Weiß am 12.11.2013 statt. Hier trug er noch klassische Herrenschuhe. In den folgenden Jahren entwickelte er sich zum begeisterten Barfußläufer.

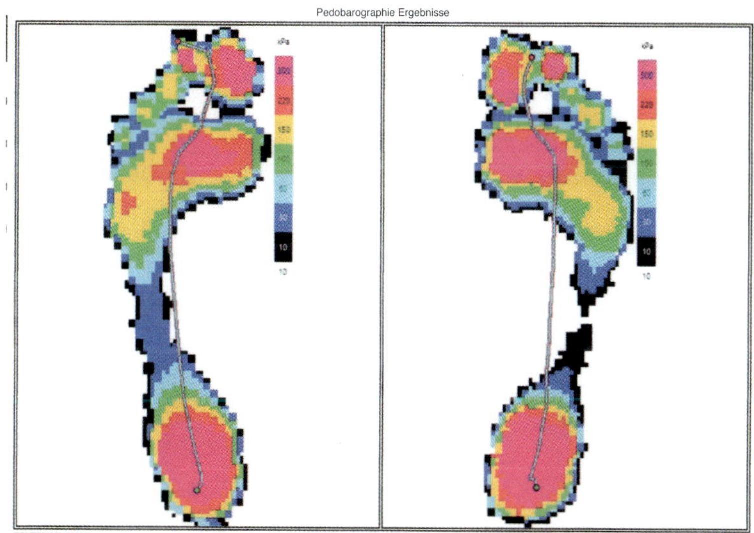

Eindrücklich sticht bei der Untersuchung am 13.10.2020 – nach 7 Jahren überwiegender Nutzung von Minimalschuhen – der nun intensive Einsatz der Großzehen beidseits ins Auge. Hier wird am Ende der Standphase nochmal ein intensives Abdrückmoment erzeugt, der Gang ist somit wesentlich dynamischer geworden. Weiterhin erkennen wir bei Betrachtung des Vorfußballens deutlich, dass die Druckverteilung vom äußeren Fußballen nach innen unter den 1. und 2. Strahl gewandert ist, wo die Strukturen hierfür wesentlich besser ausgerichtet sind. Dennoch behält der seitliche Mittelfußsteg Bodenkontakt, was für eine effiziente Verspannung des Fußes unter Last spricht.

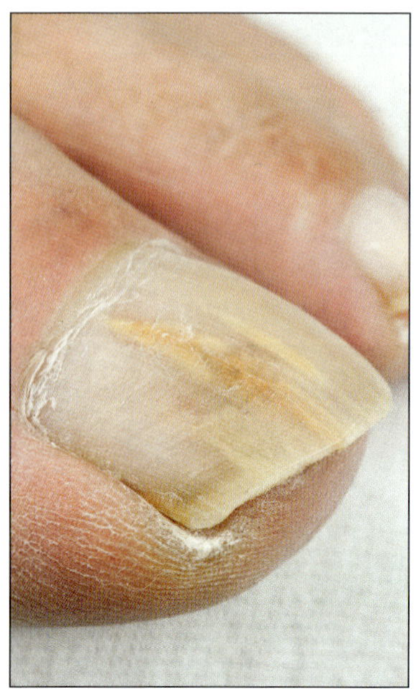

Fußnagelpilz kann sich sehr unterschiedlich zeigen.

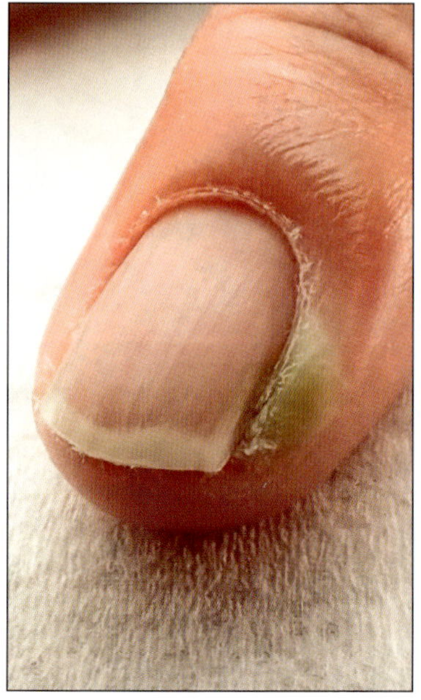

Um eine Ausbreitung der Infektion zu vermeiden, sollte eine eitrige Nagelbettentzündung zeitnah vom Hausarzt behandelt werden.

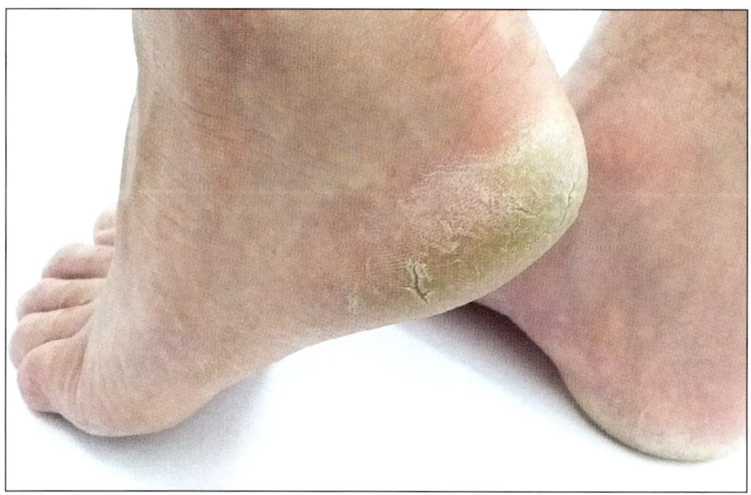

Verhornung mit tiefen Furchen (Rhagaden) als mögliche Eintrittspforte für Bakterien.